JAN GEURTZ

# Auf**atmen!**

JAN GEURTZ

# Auf**atmen!**

In nur **einem Tag** endgültig
zum **Nicht**raucher

Ohne Gewichtszunahme
zum Erfolg

*nymphenburger*

*Für meine Kinder*

*Aus dem Niederländischen von Waltraud Heitzer-Gores*

Besuchen Sie Jan Geurtz im Internet unter www.aufatmen.com
und den Nymphenburger Verlag unter www.herbig.net


Die Originalausgabe erschien 1997 unter dem Titel *De opluchting. In een dag van het roken af!* bei Ambo, Amsterdam.

Schutzumschlaggestaltung: Wolfgang Heinzel
Schutzumschlagmotiv: Premium, Düsseldorf
Satz: Walter Typografie & Grafik GmbH, Würzburg
Gesetzt aus 10,1/13 Stempel Garamond
Druck und Binden: GGP Media, Pößneck
Printed in Germany
ISBN 3-485-00924-5

# Inhalt

Anhang

## Vorwort

Jeder Raucher kennt diese starken Geschichten von einem Onkel, der zwanzig Jahre lang Kettenraucher war, eines schönen Tages seine dreißigste Zigarette ausdrückt und zu seiner Frau sagt: »Jetzt höre ich auf.« Und der danach nie wieder raucht und keinerlei Probleme damit hat.

Insgeheim hofft jeder Raucher, ein derartiger Hauch von Erleuchtung möge eines schönes Tages auch ihn streifen und für immer vom Rauchen befreien. Bei den meisten Rauchern ist das aber nicht der Fall. Ich habe selbst kurz nach einem sehr intensiven, rational-emotiven Seminar bei der Essence-Organisation in den Niederlanden mit dem Rauchen aufgehört. In diesem Training wird man mit den eigenen emotionalen Blockaden konfrontiert und es werden Möglichkeiten aufgezeigt, wie man diese in positive Gefühle und effektive Handlungen umsetzen kann.

**Durchbrechen der emotionalen Blockade**

Die Sucht des Rauchens ist eine extreme Form einer emotionalen Blockade. Der Verstand sagt schließlich schon lange, dass man eigentlich damit aufhören sollte, aber gefühlsmäßig bleibt man ein Sammelbecken voller Widersprüchlichkeit, in dem Angst und Verlangen, Stolz und Scham, Verantwortlichkeit und Schuld um die Vorherrschaft ringen. Das Durchbrechen dieser emotionalen Blockade ist dann auch die wichtigste Voraussetzung dafür, erfolgreich und problemlos mit dem Rauchen aufzuhören.

*Aufatmen!* verwendet einige Elemente aus dem Gedankengut von Allen Carr* als Inspirationsquelle für eine völlig

---

* Allen Carr: Endlich Nichtraucher, München 1992.

neue, rational-emotive Methode, mit deren Hilfe man sich in kurzer Zeit vollkommen von der Rauchsucht befreien kann. Alle Praxisbeispiele in diesem Buch stammen aus meinen Seminaren, die ich seit 1997 veranstalte und bei denen sich die Teilnehmer innerhalb eines Tages vom Rauchen befreien. Wenn von Teilnehmern und von Rauchern die Rede ist, sind selbstverständlich gleichermaßen weibliche wie männliche Personen angesprochen. Aus praktischen und ästhetischen Gründen wurde darauf verzichtet, jeweils die männliche und die weibliche Form zu verwenden.

Meine wärmsten Gefühle des Dankes gelten Michal Perl für ihre Unterstützung und Freundschaft bei der Entwicklung von *Aufatmen!*. Dasselbe gilt für Mickey van Gendt. Zusammen mit ihm führte ich die ersten Gespräche über diese Methode. Sehr viel Unterstützung habe ich von Harriet Tax bekommen, die zusammen mit mir mit dem Rauchen aufhörte und mir bei der Durchführung der ersten Seminare zur Seite stand. Im Zusammenhang mit der deutschen Übersetzung möchte ich Waltraud Heitzer-Gores und meiner Schwiegertochter Stephanie Geurtz meinen Dank aussprechen. Ohne sie gäbe es die deutsche Ausgabe nicht. Zu guter Letzt bin ich mir selbst dafür dankbar, dass ich mit der außerordentlich destruktiven Rauchsucht Schluss gemacht habe. Mein Leben ist dadurch noch viel schöner geworden.

# Einführung

»Wie kann ich durch die Lektüre eines Buches zum Nichtraucher werden?«
Diese Frage haben Sie sich vielleicht gestellt, als Sie dieses Buch betrachteten. Mit Recht: Dieses Buch kann Sie wirklich nicht zum Nichtraucher machen. Kein Buch kann das, keine einzige Methode, kein Pflaster, kein Kaugummi, weder Akupunktur noch Laserstrahl. Die einfache und unvermeidliche Wahrheit über das Aufhören mit dem Rauchen ist, dass Sie es selbst tun müssen.
Wie denn?
Es gibt einen schwierigen und einen einfachen Weg. Der schwierige ist nahezu jedem Raucher bekannt. Er besteht darin, gegen sich selbst und gegen die fortwährende zwanghafte Beschäftigung mit dem Rauchen anzukämpfen, und das wochen- oder sogar monatelang. Dieses Buch zeigt Ihnen den einfachen Weg.
Die vielen Ängste, die Sie spüren, wenn Sie ans Aufhören denken – Entzugserscheinungen, das zwanghafte Schmachten nach einer Zigarette, Depressionen, die große Leere eines Lebens ohne Rauchen –, nichts davon wird sich bewahrheiten. Rauchen ist wie ein Albtraum, aus dem Sie aufwachen werden. Sie werden sich ab dem ersten rauchfreien Tag befreit fühlen. Sie werden kaum Entzugserscheinungen haben und dadurch auch kein Verlangen bemerken, mehr Süßigkeiten zu essen. Dadurch werden Sie auch nicht oder nur kaum zunehmen. Aufhören mit dem Rauchen wird sich genau als das Gegenteil Ihrer Befürchtungen herausstellen. Sie werden merken, dass es herrlich ist, aufzuhören und nie wieder den Drang zu spüren zu rauchen, und wie wunderbar es ist, wieder fit und voller Energie zu sein. Dieses gespaltene Gefühl, das Sie mit

**Es ist herrlich aufzuhören**

jeder Zigarette erleben, zum einen nämlich etwas zu tun, zu dem Sie gar nicht stehen, manchmal eine Zigarette anzuzünden, obwohl Sie es gar nicht wirklich wollen, zum anderen manchmal dem Anschein zu erliegen, als würden Sie sich mit einer Zigarette verwöhnen, obwohl Ihre Lunge und Ihr ganzer Körper seit langem wissen, dass Sie sich selbst zerstören – dieses Zweischneidige, der Unfrieden mit sich selbst, die Abhängigkeit und Unfreiheit, dieses ganze Elend können Sie an einem Tag über Bord werfen. Dieses Buch sagt Ihnen, wie Sie das tun können. Sie müssen es nur richtig lesen.

**Werden Sie wieder fit und voller Energie**

## 1. »Gebrauchsanweisung« für dieses Buch

Es gibt einige Gebrauchsanweisungen, die Sie befolgen sollten, um erfolgreich mit Hilfe dieses Buches das Rauchen aufzuhören. Die erste lautet:

*1. Rauchen Sie beim Lesen einfach weiter und versuchen Sie, es zu genießen.*

Das heißt, dass Sie nicht schon jetzt versuchen sollten, weniger zu rauchen als Anlauf zum endgültigen Aufhören. Weniger rauchen ist viel schwieriger als gänzlich mit dem Rauchen aufzuhören. Zudem ist es völlig zwecklos, da es ein Weniger-süchtig-Werden nicht gibt. Wenn Sie versuchen, weniger zu rauchen, vergrößern Sie nur Ihre Angst vor dem endgültigen Ende und verstärken damit nur Ihre Sucht.
Das heißt auch, dass Sie nicht absichtlich viel mehr rauchen sollten. Ich höre gelegentlich von Leuten, die sich so aus der Patsche helfen wollen: Sie versuchen, so viel zu rauchen, dass es ihnen ganz schlecht geht, in der Hoffnung, dass das Aufhören dann leichter fällt.

**Ein Weniger-süchtig-Werden gibt es nicht**

Das kann aber leicht ins Auge gehen: Sie wissen schon längst, dass Rauchen schlecht für Sie ist und dass es Ihrer Gesundheit schadet. Wenn Sie nun noch mehr als üblich rauchen, verstärken Sie nur Ihre Abhängigkeit.
Die erste Gebrauchsanweisung sagt auch: Versuchen Sie, das Rauchen zu genießen. Damit meine ich: Rauchen Sie so bewusst wie möglich und wenn es Ihnen schmeckt, genießen Sie es. Wenn Sie es eklig finden, fühlen Sie sich nicht schuldig, sondern denken Sie sich: Bald habe ich das endgültig hinter mir.
Versuchen Sie in jedem Fall, sich wegen des Rauchens nicht dumm, schlapp oder schuldig zu fühlen. Erlauben Sie sich

selbst, während des Lesens dieses Buches zu rauchen, vielleicht zum ersten Mal in Ihrem Leben. Erlauben Sie es sich, weil es der ideale Weg ist, vom Rauchen in Kürze ganz loszukommen.

*2. Überschlagen Sie nichts, lesen Sie ein Kapitel immer erst dann, wenn Sie das vorhergehende zu Ende gelesen haben.*

Manche Menschen sind so gespannt auf die Lösung in diesem Buch, dass sie gleich hinten zu lesen anfangen. Leider schießen sie dann am Ziel vorbei. Es gibt am Ende des Buches nicht die eine Seite, die Sie letztlich vom Rauchen befreit. Es geht darum, das Buch von A bis Z zu lesen. Der Aufbau der einzelnen Kapitel und ihr Bezug zueinander bewirkt ein Durchbrechen Ihrer Abhängigkeit vom Rauchen.

Andere machen sich sofort auf die Suche nach Passagen, über die sie sagen können: »Siehst du, ich wusste doch gleich, dass die Methode der reine Unsinn ist!« Falls Sie beweisen möchten, dass es nicht möglich ist, auf einfache Art und Weise zum Nichtraucher zu werden, wird Ihnen das ohne Zweifel gelingen. Sie können sich dann die Mühe des Weiterlesens (und des Aufhörens) sparen. Natürlich ist es schade, dass Sie dann nie wissen werden, warum so viele andere Menschen es ganz einfach geschafft haben. Worum geht es Ihnen wirklich: um eine Bestätigung Ihres eigenen Vorurteils? Oder um eine einfache Methode, wie Sie mit dem Rauchen aufhören können?

**Worum geht es Ihnen wirklich?**

Na, also!

*3. Lesen Sie dieses Buch so schnell wie möglich durch.*

Manche Leser dieses Buches sagen sich bereits nach einigen Kapiteln: »Hey, das ist echt ein gutes Buch, schon bald werde ich das Rauchen wirklich aufgegeben haben!«, und dann lesen sie immer langsamer. Raucher sind nämlich wahre Künstler, wenn es darum geht, sich selbst zum Narren zu halten, das eine zu denken und das andere zu tun. Es sieht dann so aus, als wären wir drauf und dran aufzuhören, und damit verdrängen wir unser Schuldgefühl, dass wir nicht wirklich aufhören. In Wirklichkeit sind diese langsamen Leser Opfer ihrer eigenen Angst. Aber seien Sie beruhigt: Dieses Buch nimmt Ihnen nichts weg, es zwingt Sie auch keineswegs dazu, das Rauchen sein zu lassen. Es ist nicht so, dass Sie aufhören müssen, wenn Sie dieses Buch ausgelesen haben. Ob Sie aufhören oder nicht und wann Sie aufhören, das entscheiden Sie schließlich selbst!

**Sie entscheiden selbst, ob Sie aufhören oder nicht**

Es ist ja gerade das Rauchen, das man oft mit Widerwillen macht, nicht das Aufhören. Es kann deshalb sehr gut sein, dass Sie nach dem Lesen dieses Buches richtig Lust haben, mit dem Rauchen Schluss zu machen …

Diese dritte Gebrauchsanweisung sagt im Wesentlichen, dass Sie jedes Kapitel lesen müssen, bevor Sie das vorhergehende vergessen haben. Manche Raucher werden beim Lesen dieses Buches erst allmählich den Entschluss entwickeln, mit dem Rauchen aufzuhören. Ihnen rate ich, wenigstens ein Kapitel pro Tag zu lesen. Weniger lesen bedeutet, sich selbst zum Narren zu halten. Je mehr Kapitel Sie pro Tag lesen, desto besser. Wollen Sie sich jedoch so schnell wie möglich von Ihrer Rauchsucht befreien? Dann ist es am besten, wenn Sie sich einen Nachmittag und einen Abend freinehmen und das Buch auf einmal lesen. Ab und zu sollten Sie dabei eine Lesepause von einer Stunde einlegen, etwas essen oder spazieren gehen und dafür sorgen, dass Sie mit sich allein sein können. Ziehen Sie den Telefonstecker heraus und machen Sie aus diesem Tag ein besonderes Abenteuer, ein Geschenk an Sie selbst. Sie werden es nie bereuen.

## 2. Der einfache Weg, mit dem Rauchen aufzuhören

Jeder Raucher wird auf diese Frage antworten: »Es ist sehr schwer, mit dem Rauchen aufzuhören.« Jeder Ex-Raucher, der durch *Aufatmen!* aufgehört hat, wird sagen: »Es war eigentlich ganz leicht.« Ich zeige im Folgenden einige Beispiele von den Reaktionen ehemaliger Raucher, die mit Hilfe von *Aufatmen!* das Rauchen aufgegeben haben.

**Reaktionen ehemaliger Raucher**

*Ich habe seit dem Seminar nicht mehr geraucht und ich vermisse es absolut nicht. Ich finde es nicht widerlich, ich finde es auch nicht angenehm, ich finde es überhaupt nichts!* (Irmgard, 42, Journalistin)

*Ich war erst ein bisschen skeptisch nach dem Seminar. Aber am nächsten Tag spürte ich es sofort: Es funktioniert wirklich! Ich habe auch keine Probleme mehr gehabt.* (Ben, 63, Musiker)

*Sogar zu einem Glas Wein brauche ich keine Zigarette mehr. Ich bin so froh! Und es ist einfach wunderbar, Zeit zu haben, um an andere Dinge als an eine Zigarette zu denken.* (Inge, 32, Mutter von zwei Kindern)

*Auch nach dem Kino, in der Kneipe, bei einem Bier oder umgeben von Rauchern muss ich jetzt keine Zigarette mehr rauchen.* (Martin, 24, Student)

*Mir ist bewusst, dass es besser ist, nie wieder zu rauchen. Und es ist ganz wunderbar zu wissen, dass ich es auch nicht mehr brauche!* (Karel, 36, Schiffszimmermann)

Wie ist das zu verstehen, dass so viele ehemalige Raucher sagen, dass es sehr einfach war, mit dem Rauchen aufzuhören, während Sie, künftiger Nichtraucher, so sehr davon überzeugt sind, dass das eine ganz schwierige Sache ist? Wer spielt hier verrückt, der Raucher oder der Ex-Raucher?
Die Antwort lautet: Keiner von beiden. Aufhören ist schwer und aufhören ist einfach, je nachdem, wie man es macht. Ich werde Ihnen dafür ein Beispiel geben.
Vor einiger Zeit hielt ich mich im Zusammenhang mit meinen Aktivitäten als Sänger in einem Laienchor in einer alten Pfarrei auf. (Übrigens geht es mir mit dem Singen zehnmal besser, seit ich nicht mehr rauche, aber das nur nebenbei.) Beim Verlassen des Gebäudes stieß ich auf eine prächtige, alte Holztür mit viel Messingbeschlag. Ich versuchte, die Tür zu öffnen, jedoch vergeblich. Die Türklinke ließ sich keinen Millimeter bewegen. Ich suchte an den vielen Messingteilen nach einem Stift, einem Haken oder einem anderen mechanischen Teil, das diese Blockade verursachte. Es war nichts Derartiges zu finden. Daraufhin überlegte ich, dass die Türklinke schlichtweg klemmen könnte, und drückte mit aller Kraft auf sie. Nichts bewegte sich. Was nun? In meiner Fantasie sah ich bereits Kettensägen im Einsatz, doch blickte ich mich zunächst unschlüssig ein wenig um. Mein Blick fiel auf ein Stückchen Karton, das neben der Tür auf dem Boden lag. Es war ein Kärtchen mit einer Mitteilung. Ich hob es auf und las: KLINKE NACH OBEN. Unabhängig von der Situation wäre das ein ziemlich sinnloser Text gewesen, vage Assoziationen hervorgerufen von Psalmen, die zum Himmel ertönen. Das Stückchen Karton hatte aber eindeutig an der Tür geklebt und enthielt einen entscheidenden Hinweis, wie diese kolossale Tür einfach zu öffnen war: die Türklinke nicht nach unten,

**Der einfache Weg ist anders, als man denkt**

sondern nach oben drücken. Schmunzelnd verließ ich das Gebäude.
War es nun schwierig oder einfach, diese Tür zu öffnen?
Ohne die richtige Information wäre es sehr schwierig, ja fast unmöglich gewesen. Mit der richtigen Information war es kinderleicht. Der Weg, der normalerweise am wahrscheinlichsten zum Ziel führt (die Türklinke nach unten zu drücken), war hier eben der falsche Weg. Oder anders ausgedrückt: Den einfachen Weg finden Sie immer, wenn Sie das Entgegengesetzte dessen tun, was Sie sich antrainiert haben, wenn Sie den Automatismus abschalten.

**Den Automatismus abschalten**

In ähnlicher Weise können Sie das Aufhören mit dem Rauchen als etwas sehr Schwieriges betrachten oder als etwas ausgesprochen Einfaches, je nach der Methode, die Sie anwenden. Den einfachen Weg finden Sie, wenn Sie nicht dorthin schauen, wo Ihre Erwartung normalerweise liegt, sondern wenn Sie in der entgegengesetzten Richtung suchen.
Jeder Raucher denkt beim Aufhören an Begriffe wie Willenskraft, eine schwierige Zeit, langer Atem, Durchsetzungsvermögen. Die einfache Methode wählt genau die entgegengesetzte Richtung. Sie werden mehr als nur schmunzeln, wenn Sie durch diese Tür das Gefängnis des Rauchers verlassen haben und befreit die frische Luft einatmen.

## 3. Wie ist es möglich, Nichtraucher an einem Tag zu werden?

Für die meisten Raucher ist es ein geradezu erschütternder Gedanke, dass etwas, das Sie seit vielen Jahren tagein, tagaus tun, an einem einzigen Tag vorbei sein soll. Rauchen ist schließlich eine Sache, von der man schrecklich abhängig ist, für die man sich auch gelegentlich schämt, die man eigentlich längst aufgeben wollte, es aber nie wagte. Und von so etwas soll man an nur einem Tag befreit werden können? Das kann ja wohl nur Betrug sein und keine Befreiung.

Und doch ist es möglich. Stärker noch: Es geschieht sogar regelmäßig, dass Menschen an einem einzigen Tag völlig von ihrer Rauchsucht befreit werden. Und noch stärker: Eigentlich braucht man nicht einmal einen Tag, sondern nur einen Moment: den Moment, an dem Sie beschließen, dass Sie nicht mehr rauchen müssen.

**Der Moment des Entschlusses**

Nur wenige erfahren diesen Moment spontan, erleben plötzlich das starke Gefühl »Ich brauche das nicht mehr« und hören definitiv zu rauchen auf.

Die meisten Raucher denken fast täglich ans Aufhören, lassen sich aber von der Angst, dass ein Leben ohne Zigaretten furchtbar schwierig sein könnte, wieder davon abbringen. *Aufatmen!* programmiert alle Gedankengebilde und Gefühle, die Sie ans Rauchen ketten, um, sodass Sie sich wieder frei entscheiden können. Sagen Sie doch selbst: Wenn Sie den Zwang nicht mehr spüren würden, wenn Ihnen das Rauchen nicht mehr schmecken würde und wenn Sie wirklich vor der freien Entscheidung stünden, ob Sie für den Rest Ihres Lebens Raucher bleiben oder zum Nichtraucher werden, dann würden Sie doch sofort damit aufhören, oder?

**Gedanken und Gefühle werden umprogrammiert**

Aber, Moment mal: Bedeutet Umprogrammieren nicht so etwas wie Gehirnwäsche?

Nein, hier kann man eher vom Zurücknehmen einer Gehirnwäsche sprechen. Es ist der Raucher, der an der typischen Form von Gehirnwäsche leidet, die wir auch »psychische Sucht« nennen. Es ist der Raucher, der denkt, dass er erst Rauch inhalieren muss, bevor es gemütlich wer-

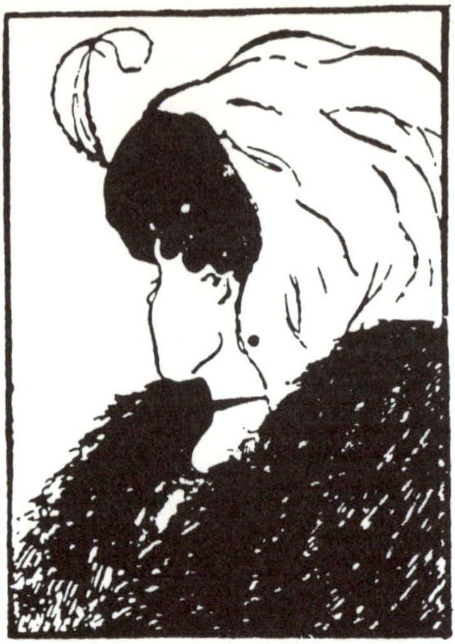

*Abbildung 1: Alte Frau/junges Mädchen*

den kann. Es ist der Raucher, der Angst hat, etwas zu beenden, das ihn langsam, aber sicher kaputtmacht. Es ist der Raucher, der ein Vermögen für etwas ausgibt, für das er sich manchmal schämt, sich schuldig fühlt und womit er irrsinnig gern aufhören würde. Es ist der Raucher, der diese Sachen schon lange weiß, der sich aber zu schwach fühlt, dem ein Ende zu setzen. Es ist der Raucher, der eine Gehirnwäsche erfahren hat. *Aufatmen!* durchbricht diesen Teufelskreis nur. Hinterher sind Sie frei, um als Nichtraucher durch das Leben zu gehen.

**Als Nichtraucher durch das Leben gehen**

Sie können es auch so sehen: Jeder Rauchsüchtige hat ein bestimmtes Bild von seiner Sucht, eine bestimmte Art und Weise, über seine Sucht zu denken und zu empfinden. Diese Betrachtungsweise macht ihn vom Rauchen abhängig. Es gibt jedoch noch eine andere Sicht, aus der man das

Rauchen betrachten kann, nämlich die Sicht des Nichtrauchers. Sobald Sie als Raucher Ihre persönliche Einstellung zum Rauchen gegen die Einstellung eines Nichtrauchers austauschen, sind Sie vom Rauchen befreit. Diese Umwandlung eines bestimmten Bildes nennt man in der Psychologie auch »Gestaltwandel«. Abbildung 1 zeigt eine alte Frau oder ein junges Mädchen, je nachdem, welches Bild Sie beim ersten Betrachten sehen. Sehen Sie nur eine der beiden Möglichkeiten? Dann schauen Sie noch länger hin. Die große krumme Nase der alten Frau ist gleichzeitig die linke Wange und der Kiefer des jungen Mädchens. Der Mund der alten Frau ist das Halsband der jungen Frau. Das linke Auge der alten Frau ist das linke Ohr der jungen Frau. Sehen Sie es?

Wenn Sie nach wie vor nur eines der beiden Bilder sehen, lesen Sie einfach weiter und schauen Sie ab und zu auf die Abbildung. Vielleicht können Sie jemand anderem die Abbildung zeigen, bis Sie selbst beide Bilder erkennen.

Der Wechsel von einem Bild zum anderen findet immer in einem kurzen Augenblick statt. Manche empfinden das als »Aha-Erlebnis«. Während Sie dieses Buch lesen, können Sie auch so einen Moment erleben, den Moment, an dem Sie plötzlich das Rauchen völlig anders sehen. Das kann Sie tief berühren und wenn Sie das spüren, haben Sie es eigentlich schon geschafft. Übrigens können Sie auch dann einfach weiterrauchen, bis Sie das Buch ausgelesen haben.

**Ihr Bild vom Rauchen verändert sich**

Der Übergang vom Raucher zum Nichtraucher muss nicht unbedingt abrupt stattfinden. Er kann auch ein langsamer Prozess sein. Am Ende dieses Buches werden Sie sicher ein ganz anderes Bild vom Rauchen haben als zu Beginn, ohne dass Sie genau sagen können, wann sich Ihr »Raucherbild« in ein »Nichtrau-

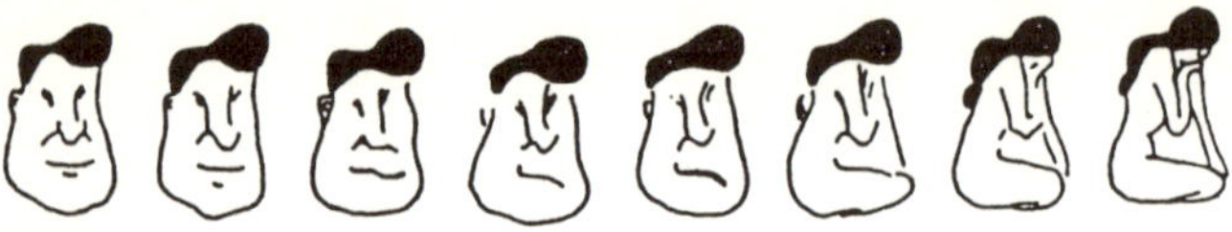

*Abbildung 2: Verlaufende Darstellung Männerkopf – Frauenkörper*

cherbild« gewandelt hat. Abbildung 2 illustriert diesen Vorgang. Am Ende der Reihe sehen Sie ein ganz anderes Bild als am Anfang, aber wo genau die Änderung eintritt, ist nicht festzustellen.

**Frei sein für ein Leben ohne Sucht**

Egal, ob sich nun bei Ihnen der Übergang vom Raucher zum Nichtraucher plötzlich oder langsam vollzieht, das Ergebnis bleibt das gleiche: Sie werden den Drang, eine Zigarette anzustecken, nicht mehr spüren. Sie sind frei für ein Leben ohne Sucht.

Zunächst müssen wir uns einmal damit auseinander setzen, was diese Sucht eigentlich ist. Ich rede ja des Öfteren von freier Entscheidung, also sollten wir uns auch die Alternative genauer ansehen, nämlich weiterzurauchen. Wir wollen nun einmal so frei und unbefangen wie möglich untersuchen, ob es nicht doch möglich wäre, weiterhin zu rauchen. Es stellt sich dann die Frage: Kann ich ein glücklicher, zufriedener Raucher werden?

## 4. Den glücklichen Raucher gibt es nicht

Weshalb sollten Sie eigentlich auf das Rauchen verzichten? Es ist entspannend, es schmeckt, es ist billiger als andere Drogen, es hilft Ihnen in schwierigen Situationen – wozu also aufhören? Nur weil Sie später vielleicht Krebs bekommen könnten? Aber das trifft doch nur jeden vierten Raucher. Sie könnten schließlich auch von einem Auto

überfahren werden. Und dann hätten Sie für nichts und wieder nichts das Rauchen aufgegeben.
Ich habe selbst 25 Jahre lang nach einer Möglichkeit gesucht, mit dem Rauchen glücklich zu sein. Alle negativen Begleiterscheinungen habe ich ausgeklammert. Nicht so alt zu werden? Ich redete mir ein, dass mir der Gedanke, nicht so alt zu werden, angenehm war. Ich wollte lieber ein großartiges, spannendes Leben und in Harnisch sterben. Weniger Energie? Aber ich brauchte doch nicht mehr Energie. Ich bin kein Sportler und für die Dinge, die mir Spaß machen, hatte ich genügend Energie. Ungesund? Ach, die paar röchelnden Hustenanfälle jeden Tag. Ich war eben dauererkältet, das war alles. Es stank? Störte mich nicht, meine Nase war ständig verstopft und ich roch sowieso wenig. Verlust des Geschmacks- und Geruchssinns? Ach was, ich konnte noch jederzeit Mayonnaise von Ketchup unterscheiden und wenn man nicht so gut riechen kann, ist das in unserer verschmutzten Welt ja eher von Vorteil.

**Wozu mit dem Rauchen aufhören?**

Ich verstand es ausgezeichnet, alle Nachteile argumentativ wegzuwischen. Aber im Hinterkopf blieb eine Stimme, die mir bei der ganzen Schönrederei immer zuflüsterte: »Quatsch!«
Wenn ich jeden Tag nur ein paar Zigaretten rauchen könnte, dann würde ich nie aufhören. Das habe ich mir lange gedacht. Wie jeder starke Raucher beneidete ich den Gelegenheitsraucher. Gelegenheitsraucher wirken auf uns wie personifizierte glückliche Raucher. Einmal habe ich zwei Jahre lange nicht geraucht. Ich fing dann wieder an, weil ich dachte: Jetzt habe ich bewiesen, dass ich das Rauchen unter Kontrolle habe, ich stehe über der Sucht und kann jetzt ja ab und zu zur Entspannung eine Zigarette rauchen. Na, vergessen Sie es! In den ersten Monaten rauchte ich zwar

wesentlich weniger als eine Schachtel am Tag, aber ich vermisste jede Zigarette, die ich nicht rauchte. Allmählich verschwammen die Grenzen, die ich mir in puncto Rauchen gesetzt hatte.

Inzwischen habe ich erkannt, dass es den glücklichen Raucher nicht gibt. Es gibt zwei Missverständnisse in Bezug auf den glücklichen (weil mäßigen) Raucher. Das erste ist die Annahme, ein starker Raucher sei auch wirklich in der Lage, seinen Konsum einzuschränken und ein mäßiger Raucher zu werden. Ich war ein starker Raucher und jeder Versuch, weniger zu rauchen, führte dazu, dass ich noch mehr rauchte. Und wenn ich ganz ehrlich bin, habe ich selten versucht, wirklich weniger zu rauchen. Den Vorsatz hatte ich zwar oft, aber dabei blieb es dann.

Sind Sie ein starker Raucher? Wenn es so wäre, dass weniger rauchen Sie zu einem glücklichen Raucher machen würde, hätten Sie es dann nicht schon längst gemacht? Seien Sie ehrlich zu sich selbst und gestehen Sie sich ein, dass Sie einfach nicht der Typ dafür sind, wenig zu rauchen.

**Weniger Rauchen macht nicht glücklich**

Das zweite Missverständnis bezüglich des glücklichen Rauchers besteht in der Annahme, ein mäßiger Raucher sei kaum oder gar nicht süchtig. Einmal kam eine Frau in mein Seminar, die nur drei bis vier Zigaretten am Tag rauchte und immer erst abends nach dem Essen damit anfing. Sie wollte liebend gern das Rauchen sein lassen. Obwohl Sie sich den ganzen Tag auf die paar Zigaretten freute, störte es sie auch zunehmend. Sie fand den Geschmack der Zigaretten meistens richtig scheußlich, konnte es aber dennoch nicht lassen, sie anzustecken.

Starken Rauchern mag das seltsam in den Ohren klingen. Wer will schon aufhören, wenn er sowieso nur ein paar wenige Zigaretten am Tag raucht?

Jeder starke Raucher beneidet den mäßigen Raucher. Vergleichen Sie die Situation mit einem Gefangenen in einer kleinen Zelle, der nie nach draußen darf. Dieser Häftling beneidet die anderen Gefangenen, die sich jeden Tag eine Stunde an der frischen Luft bewegen dürfen. Aber es gibt niemanden, der Sie in Ihrer Rauchsucht gefangen hält, außer Sie selbst! Warum jemanden beneiden, der im selben Gefängnis sitzt wie Sie? Warum entscheiden Sie sich nicht gleich für wirkliche, endgültige Freiheit?

**Sich für die wahre Freiheit entscheiden**

Gewiss fühlt man sich weniger ungesund, wenn man nur zwei und nicht zwanzig Zigaretten am Tag raucht. Aber ist das körperliche Unwohlsein überhaupt der wichtigste Grund dafür, mit dem Rauchen Schluss zu machen?
Die Frau, die nur ein paar Zigaretten am Tag rauchte, wusste es wohl besser. Sie fühlte sich gar nicht ungesund. Sie fühlte sich unfrei und darum wollte sie so gern davon loskommen. Wie oft habe ich mir als Raucher gedacht: Ich wollte, ich würde nur die Zigaretten rauchen, die mir auch schmecken, und alle anderen nicht. Aber das ist nun gerade das wichtigste Kennzeichen der Sucht: Sie können nicht mehr frei entscheiden zwischen Ja und Nein. Aufgrund dieser Unfreiheit und der Erkenntnis, ständig etwas zu tun, womit Sie gar nicht einverstanden sind, fühlen Sie sich unglücklich.
Als meine jüngste Tochter einmal eine Zeichnung mitbrachte mit einem hustenden, halb im Sterben liegenden Vater darauf, spürte ich nicht meine eigene Angst vor dem Tod. Nein, ich spürte deutlich ihre Angst, mich zu verlieren. Und da ich sie unendlich liebe, möchte ich jede Angst wahnsinnig gern von ihr abwenden. In diesem Fall blieb es jedoch bei einem schuldbewussten Lächeln meinerseits. Dabei fühlte ich mich todunglücklich. Schnell kehrte ich

dieses Gefühl unter den Teppich und hatte dabei vor allem das dringende Bedürfnis nach einer Zigarette. Natürlich rauchte ich diese nicht in Gegenwart meiner kleinen Tochter.

So leckt man als Raucher regelmäßig die Wunden, die man sich selbst ungewollt zufügt, und manchmal denkt man sich: Wie lange soll das noch so weitergehen?

Es gibt noch einen weiteren Grund, weshalb Raucher glauben, dass es glückliche Raucher gibt. Sie werden sich sicherlich auch an frühere Zeiten erinnern können, als Sie viel weniger Probleme mit dem Rauchen hatten. Alle abhängigen Raucher sehnen sich zurück in die Anfangsjahre ihrer Raucherkarriere, als sie noch jung und fit waren, und vor allen Dingen, als ihnen nicht bewusst war, dass sie süchtig sind. Die Vorstellung, dass es eine Zeit gab, in der man rauchte, ohne darunter zu leiden, hält die Illusion am Leben, dass man diesen Zustand wieder erreichen könnte. Das ist eine der Wahnvorstellungen, die Süchtige haben.

**Gesundheit und Vitalität erhalten**

Kennzeichnend für eine Sucht ist aber gerade, dass man immer tiefer hineingerät, dass immer mehr Leidensdruck entsteht und dass man immer lieber davon loskommen würde. Wenn Sie einmal süchtig sind, können Sie nicht weniger süchtig werden, sondern nur noch mehr. Dem Süchtigen erscheint die Vergangenheit immer rosiger als die Zukunft. Das kommt, weil Abhängigkeit ein Verfallsprozess ist: Jeden Tag, jeden Monat und jedes Jahr büßen Sie an Gesundheit und Vitalität ein. Niemand kann mit diesem Gedanken wirklich glücklich sein.

Den glücklichen Raucher gibt es nicht, denn jeder Raucher (der den Zigarettenrauch auch wirklich inhaliert) ist süchtig. Dass der eine Raucher mehr raucht als der andere, hat unterschiedliche Ursachen. Es kann daher kommen, dass der eine Zigaretten ekliger findet als der andere. Oder weil es dem einen Raucher angenehm ist, mehrmals am Tag auf seine Zigarette zu verzichten. Oder weil ein Raucher sich auferlegt hat, nie vor drei Uhr nachmittags mit dem Rauchen zu beginnen.

Jeder Raucher bemerkt eines schönen Tages, dass er das Rauchen nicht mehr lassen kann. Meistens entsteht diese Erkenntnis schon nach einigen Monaten regelmäßigen Rauchens. Einige wenige finden diesen Gedanken so unakzeptabel, dass sie sich zu bestimmten Zeiten am Tag das Rauchen versagen, nur um zu beweisen, dass sie nicht süchtig sind. So jemand sagt dann voller Überzeugung: »Ich rauche nur, wenn ich es wirklich will.«

**Nur zu bestimmten Zeiten rauchen bringt nichts**

Wenn Sie dieses Buch zu Ende gelesen haben, werden Sie diesen Satz genauso dumm finden wie den Mann, der sich ein paar Mal am Tag mit dem Hammer auf seine große Zeh schlägt und dazu sagt: »Ich mache das nur, wenn ich es wirklich will.«

Wenn Sie noch zweifeln oder wenn Sie denken, dass es für Sie vielleicht doch eine Möglichkeit gibt, die Sie zu einem zufriedenen Raucher werden lässt, dann legen Sie dieses Buch zur Seite und fassen Sie den Entschluss, fortan auf diese Art zu rauchen. Beginnen Sie sofort damit, denn worauf warten Sie noch? Lesen Sie erst weiter, wenn Ihr Versuch gescheitert ist.

Wenn Sie jedoch einsehen, dass tatsächlich keine Aussicht besteht, ein glücklicher Raucher zu werden, und Sie nicht viel mehr erreichen können, als zeitweise Ihr Unbehagen zu verdrängen, Ihre Augen zu verschließen angesichts Ihrer Unfreiheit, dabei aber unterschwellig immer hin- und hergerissen werden zwischen Ihrer Angst vor einem Leben ohne Rauch und dem

**Sich von seinem Unbehagen lösen**

Wunsch, davon befreit zu sein, zwischen »danach schmachten« und »es eklig finden«, kurz und gut, wenn Sie einsehen, dass Sie nichts lieber möchten, als aus dieser beklemmenden Lage erlöst zu werden, dann lesen Sie weiter.
Haben Sie Angst vor dem Weiterlesen?
Lesen Sie vor allem dann weiter, Sie wollen doch auch von dieser Angst erlöst werden!
Mit dem Rauchen aufhören bedeutet erst an letzter Stelle, sich keine Zigaretten mehr anzuzünden. Zuerst beenden Sie Ihre Zerrissenheit, Ihre negativen Gefühle, die psychische Abhängigkeit. Danach ist es nur noch eine Kleinigkeit, mit dem Rauchen aufzuhören!

## 5. Wie wirkt eigentlich eine Zigarette?

**Situationen, in denen man raucht**

Beispiel 1: Sie sitzen zu Hause an Ihrem Schreibtisch. Vor Ihnen liegt der Brief der Firma, bei der Sie sich vor kurzem beworben haben. In dem Brief werden Sie gebeten, sich telefonisch zu melden wegen eines weiteren Bewerbungsgesprächs. Sie denken darüber nach, was Sie sagen werden. Sie zünden sich eine Zigarette an. Falls Sie Tabak rauchen, drehen Sie vermutlich schon eine Zigarette als Vorrat für den Fall, dass es ein langes Gespräch wird. Die Zigarette hilft Ihnen gegen den Stress. Zumindest denken Sie das.

Beispiel 2: Sie haben eine aufregende Besprechung hinter sich, bei der wichtige Themen behandelt wurden. Sie sind nun zu Hause und Textfragmente und Bilder aus der Sitzung spuken durch Ihren Kopf. Sie fühlen sich angespannt und zünden eine Zigarette an. Das hilft Ihnen, sich zu entspannen. Zumindest denken Sie das.

Beispiel 3: Eine lange, eintönige Zugfahrt. Die Zeitung haben Sie schon lange ausgelesen, die restliche Fahrtzeit beträgt noch mindestens eine Stunde. Sie langweilen sich zu Tode und stecken immer wieder eine Zigarette an. Das Rauchen vertreibt Ihnen die Langeweile. Zumindest denken Sie das.

Beispiel 4: Sie beginnen bei Ihrer Arbeit mit einer schwierigen Aufgabe. Es handelt sich um einen spannenden Auftrag, doch hat die Sache auch Haken und Sie müssen mehrere Gedankenlinien gleichzeitig unter einen Hut bringen. Sie überlegen sich intelligente Lösungen und gehen ganz in Ihrer Arbeit auf. Dabei rauchen Sie ziemlich viel. Mit Hilfe der Zigaretten können Sie sich besser konzentrieren. Zumindest denken Sie das.

Im Folgenden sehen Sie eine schematische Darstellung der Wirklichkeit, wobei das Gegensatzpaar passiv – aktiv dem Gegensatzpaar positiv – negativ gegenübergestellt ist. Die oben aufgeführten Beispiele und viele andere Situationen, in denen Rauchen eine wichtige Rolle spielt, können in dieses Schema eingeordnet werden. So sind Erwartung und Unsicherheit Erfahrungen, die allgemein als passiv und negativ erlebt werden. Wut und Stress werden ebenso als negativ erlebt, sind aber mit einer Aktivität verbunden. Auch bei Erfahrungen, die positiv erlebt werden, können Sie die Unterscheidung aktiv – passiv anbringen. Zur Ruhe kommen, ein nettes Gespräch führen oder fernsehen sind positive Erfahrungen. Kreative Tätigkeiten wie schreiben, malen oder konzentriert an einem Puzzle arbeiten sind aktive Erfahrungen.

**Rauchen scheint in all diesen Situationen zu helfen**

Hier zeigt sich etwas Merkwürdiges: Rauchen scheint ein Mittel zu sein, das in völlig entgegengesetzten Situationen

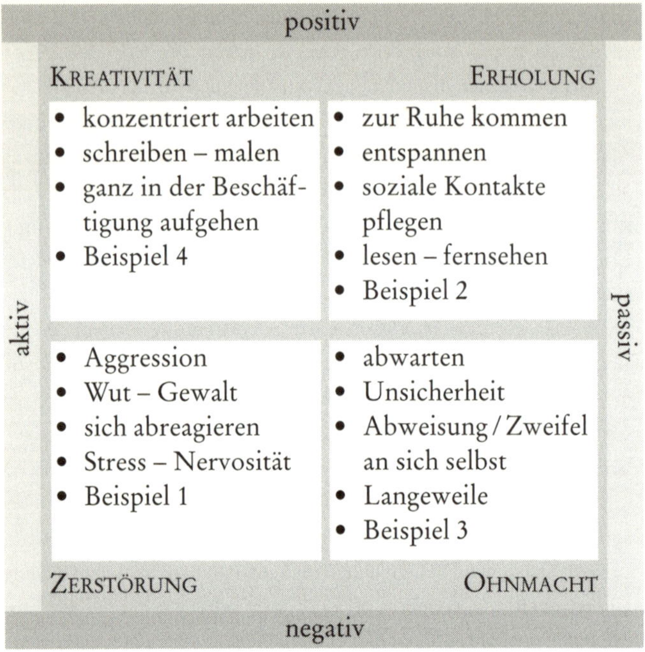


*Abbildung 3: Rauchen »hilft« in völlig entgegengesetzten Situationen.*

verwendet wird. Wie kann etwas, das gegen Stress wirkt, auch gegen Langeweile helfen? Wie kann etwas, das die Konzentration fördert, auch zur Entspannung genutzt werden?

**Ein merkwürdiges Phänomen**

Wie merkwürdig dieses Phänomen ist, zeige ich anhand eines anderen Beispiels. Stellen Sie sich vor, Sie gehen eines Tages zum Arzt und sagen ihm: »Herr Doktor, ich kann mich in letzter Zeit so schlecht entspannen, haben Sie da nicht etwas für mich?« Der Arzt verschreibt Ihnen Tabletten, die tatsächlich gut wirken: Jedes Mal, wenn Sie sich angespannt fühlen, nehmen Sie eine dieser Tabletten und binnen weniger Minuten fühlen Sie sich ruhiger. Einige Monate später gehen Sie wieder zum Arzt, diesmal weil Sie ein Examen vor sich haben und sich nicht konzentrieren können. Der Arzt reagiert wie folgt: »Ja, da hab' ich ein wunderbares Präparat für Sie. Nehmen Sie wieder die Tabletten, die ich Ihnen das letzte Mal für Ihre Entspannung verschrieben habe. Sie eignen sich hervorragend zur Konzentrationsförderung. Es ist wirklich ein fantastisches Mittel, das auch noch gegen Langeweile hilft, das Selbstvertrauen stärkt, Depressionen schwächt und die Stimmung nach den Mahlzeiten hebt. Morgens unterstützt es Sie beim Aufstehen und abends sorgt es für ein problemloses Einschlafen. Hier haben Sie eine ganze Tüte von dem Zeug, viel Spaß damit.«

Geben Sie es doch zu: Würde es sich um Tabletten handeln, Sie würden nicht darauf hereinfallen. Ein und dieselbe Tablette kann schließlich nicht derart unterschiedliche Beschwerden heilen. Obwohl es da eine Ausnahme gibt. In der Medizin gibt es diese Pillen wirklich, sie werden Placebos genannt. Sie enthalten nur Kalk, außen herum eine gefärbte Zuckerschicht und ihre Heilkraft beträgt nicht weniger als Nullkommanull. Dennoch zeigt sich, dass diese Nepppillen in vielen Fällen helfen.

**Nur Placebos heilen gegensätzliche Beschwerden gleichzeitig**

Es gibt viele wissenschaftliche Untersuchungen zur Wirkung dieses Placebo-Effekts. Ein Ergebnis ist, dass die Pille umso besser wirkt, je mehr Vertrauen der Patient zu dem Arzt hat. Natürlich weiß der Patient dann nicht, dass es sich um eine solche Nepppille handelt. Ein weiteres Ergebnis sagt: Je leuchtender die Farbe der Pille, desto größer ihre Wirksamkeit.

Die Wirkungsweise einer Placebo-Pille hängt also zu hundert Prozent vom Glauben des Patienten an die Wirkung ab. Man kann sie als Beweis für die Kraft der menschlichen Psyche betrachten. Wenn eine Nepppille tatsächlich Wirkung zeigt, nur weil man an die Wirkung glaubt, dann ist es die eigene Psyche, die – über den Umweg des Vertrauens zum Arzt und zum Medikament – die Genesung bewirkt. Ein und dasselbe Mittel kann nur dann gegen unterschiedliche Leiden helfen, wenn es sich um ein Placebo handelt, mit anderen Worten, wenn das Mittel selbst keinerlei Wirkung hat. Genauso ist es beim Rauchen. Rauchen hilft gegen Langeweile, aber auch gegen Stress. Es verhilft Ihnen zu einer stärkeren Konzentration, aber auch zu einer besseren Entspannung. Das geht nur, wenn das Rauchen an sich keinerlei Wirkung hat.

Vergleichen Sie das Rauchen einmal mit den anderen Suchtmitteln, die es in unserer Kultur gibt. Es gibt stimulierende Mittel, die eingenommen werden, um sich fit zu fühlen, damit man auch eine Nacht durchmachen kann, und es gibt beruhigende Mittel zur eigenen Entspannung. Zusammengefasst spricht man von »uppers« und »downers«. So sollte man z. B. einem Raver kurz vor seiner Houseparty kein Opium verabreichen, denn sonst wird nichts aus der Party. Dann möchte er nämlich lieber den ganzen Abend bei leisen indischen Klängen ganz entspannt aus dem Fenster starren.

**Rauchen im Vergleich mit anderen Suchtmitteln**

Alle Drogen haben eine spezifische Wirkung auf den Konsumenten. Sogar bei einem nur leicht aufputschenden Mittel wie Koffein ist eine eindeutige, unverwechselbare Wirkung vorhanden. Sie trinken beispielsweise Kaffee am Morgen, um wach zu werden, aber nicht am Abend zum Einschlafen. Bei Nikotin ist das völlig anders. Nikotin hat keine eigene spezifische Wirkung. Deshalb kann man Zigaretten in jeder Situation rauchen und auch mit jeder anderen Droge kombinieren. Das geschieht letztendlich regelmäßig, denn die meisten Drogenbenutzer sind auch Raucher.

**Nikotin hat keine spezifische Wirkung**

Rauchen als solches hat also keine eigene Wirkung und ist abhängig von der Überzeugung des Rauchers. Ja, aber, denken Sie jetzt vielleicht, ich bin doch nicht verrückt! Rauchen hilft mir wirklich in vielen Situationen.

Seien Sie beruhigt, ich behaupte nicht, dass Sie verrückt sind. Ich behaupte lediglich, dass Sie süchtig sind. Dadurch haben Sie ein bestimmtes Bild von der Wirklichkeit des Rauchens: das Bild eines Süchtigen. Vergessen Sie bitte nicht, dass ich selbst fünfundzwanzig Jahre lange geraucht habe und dabei immer von der Wirkung des Nikotins überzeugt war. Heute habe ich ein anderes Bild vom Rauchen, das Bild des Nichtrauchers. Dennoch habe ich das alte Bild des abhängigen Rauchers nicht vergessen. Das Bild eines Nichtrauchers und das dazugehörige Gefühl ist um ein Vielfaches angenehmer als das Bild und das Gefühl eines Rauchers. Ich will versuchen, Ihnen mit diesem Buch das Bild des Nichtrauchers zu zeigen. Wenn Sie das Bild einmal sehen können, sind Sie für immer vom Rauchen befreit.

**Nichtraucher haben ein anderes Bild vom Rauchen als Raucher**

Also, Ihr Verstand hat es bereits erkannt: Rauchen bewirkt nichts, es hat keine eigene Wirkung. Ihr Gefühl hingegen sagt: Rauchen hilft mir in verschiedenen Situationen. Wie kommt es dazu? Sie sind ja schließlich nicht verrückt!

Die einzige Erklärung für diesen Widerspruch zwischen Verstand und Gefühl liegt in der Tatsache, dass Sie süchtig sind. Es ist die Sucht, die Sie zur Überzeugung gelangen lässt, dass Nikotin eine Wirkung hat. Es ist die Sucht, die Sie das Gefühl haben lässt, dass Rauchen Ihnen in vielen Situationen hilft und dass es Ihnen schmeckt. Aber wie geht das? Wie kann es sein, dass die Abhängigkeit Ihre Wahrnehmung der Wirklichkeit und Ihr Gefühl derart beeinflusst?

Lesen Sie das nächste Kapitel und staunen Sie!

## 6. Widersprüchliche körperliche Reaktionen auf Nikotin

Nikotin ist eine farb- und geruchlose Substanz, die in geringen Mengen im Tabak vorkommt. Sie wird blitzschnell innerhalb weniger Sekunden nach dem Inhalieren von Zigarettenrauch im Blut aufgenommen. Nikotin ist giftig. Früher wurde es auch in der Landwirtschaft zur Bekämpfung von Läusen und anderen Schädlingen verwendet. Der Körper reagiert auf das Gift mit Abwehr. Die Blutgefäße verengen sich und das Gift wird so schnell wie möglich abgebaut. Nach einer halben Stunde ist die Hälfte des Nikotins im Blut bereits abgebaut, nach einer weiteren halben Stunde die Hälfte der Hälfte usw. Nach einigen Tagen ohne rauchen ist im Körper keine Spur mehr von Nikotin vorhanden.

**Der Körper reagiert auf Gift mit Abwehr**

Nikotin ist jedoch nicht nur giftig, sondern macht auch süchtig. Das heißt, dass der Körper gegen den Nikotinentzug im Körper protestiert. Dieser Protest äußert sich in körperlichen Entzugs- oder Entwöhnungserscheinungen. Sie treten als leichtes Gefühl der Leere in Erscheinung, das in etwa vergleichbar ist mit einem ganz leichten Hungergefühl. Diese körperlichen Entzugserscheinungen sind so minimal, dass die meisten Raucher gar nicht bemerken, dass sie sie ein paar Mal am Tag spüren. Immer, wenn Sie länger als eine halbe Stunde keine Zigarette rauchen, setzen die Entzugserscheinungen ein. Es ist die Psyche, die aus diesen kaum wahrnehmbaren Erscheinungen das übergroße Gefühl des Verzichts entstehen lassen kann.

Stellen Sie sich einmal folgende Situation vor:

Sie fahren in einem Auto und sind in allerbester Stimmung. An einer Raststätte haben Sie soeben eine Pause gemacht.

Sie haben wunderbar gegessen, anschließend gab's eine Zigarette zum Kaffee und dann ging's wieder ab auf die Straße für die restlichen zwei Stunden Fahrt. Vor einer halben Stunde haben Sie die letzte Zigarette ausgemacht. Sie fühlen sich ausgesprochen wohl, brauchen jetzt noch keine Zigarette und denken sich nur so nebenbei, dass Sie erst bei dieser oder jener Ausfahrt wieder eine Zigarette nehmen werden. Alles unter Kontrolle!

Plötzlich bemerken Sie erschrocken, dass Ihre Zigarettenschachtel nicht wie sonst auf dem Armaturenbrett liegt. Ein Griff in die Jackentasche: nichts! Sie haben Ihre Zigaretten auf dem Tisch in der Raststätte liegen lassen! Leichte Panik überfällt Sie. Sie spüren plötzlich ein starkes Bedürfnis nach einer Zigarette und missmutig berechnen Sie, wie lange es noch bis zur nächsten Tankstelle dauert.

Auch morgens beim Aufstehen hat der Körper schon eine ganze Nacht lang kein Nikotin mehr bekommen und folglich zeigen sich körperliche Entzugserscheinungen. Dennoch gibt es viele Raucher, die vor dem Frühstück oder vor der ersten Tasse Kaffee überhaupt kein Bedürfnis nach einer Zigarette haben. Die Psyche hat sich hier an ein bestimmtes Ereignis oder an einen gewissen Zeitpunkt, vor dem nicht geraucht wird, gewöhnt. Vor diesem Zeitpunkt werden die körperlichen Entzugserscheinungen schlichtweg übergangen.

**Das Gefühl, eine Zigarette zu brauchen, ist rein psychisch**

Die körperlichen Entzugserscheinungen haben Sie den ganzen Tag über, und zwar immer, wenn Sie länger als eine halbe Stunde nicht geraucht haben. Aber das Gefühl, eine Zigarette zu brauchen, ist rein psychisch. Es kann ganz plötzlich durch eine Situation oder ein Geschehnis ausgelöst werden, auch wenn Sekunden vorher noch keine

Lust auf eine Zigarette vorhanden war. Das ist das Werk der psychischen Sucht. Sie macht aus einer Mücke (sehr leichte körperliche Entzugserscheinungen) einen Elefanten (Schmachten nach einer Zigarette).

**Die Doppelwirkung von Nikotin**

Nikotin hat also eine Doppelwirkung auf unseren Körper. Einerseits reagiert der Körper abwehrend, die Blutgefäße ziehen sich zusammen, das Gift wird so schnell wie möglich abgebaut, die Lungen protestieren mit erhöhter Schleimproduktion, um Teerrückstände auszuwerfen, und die Kehle protestiert manchmal mit einem Hustenanfall gegen den Reiz.

Andererseits wehrt sich der Körper gleichzeitig gegen den Entzug des Nikotins aus dem Blut. Diese körperliche Entzugswirkung ist manchmal fühlbar in Form eines leicht hohlen Gefühls im Magen. Der Körper wehrt sich also gegen die Aufnahme von Nikotin im Körper *und* gegen das Verschwinden des Nikotins aus dem Blut.

**Die typische Angst eines Süchtigen**

Dieser körperliche Widerspruch bildet die Basis für den psychischen Widerspruch, den jeder Raucher erlebt: Das Verlangen, befreit zu sein von dieser stinkenden und ungesunden Gewohnheit, steht der Angst vor Entzugserscheinungen gegenüber, der Panik, die man spüren kann, wenn man auch nur an ein Leben ohne Zigaretten denkt. Es ist ja immerhin schon eine schwierige Sache – um bei unserem letzten Beispiel zu bleiben –, die Entfernung zur nächsten Tankstelle ohne Zigaretten zu überbrücken. Wie schrecklich muss es dann wohl sein, sein ganzes weiteres Leben nicht mehr rauchen zu dürfen!

Hier liegt die Basis der Angst, die jeden Raucher beim bloßen Gedanken ans Aufhören überfällt. Es ist die typische Angst eines Süchtigen. Gegen Ende dieses Buches lesen Sie, wie Sie von einem Tag auf den anderen diese

Angst überwinden können. Es ist so lächerlich einfach, dass ich noch eine ganze Menge Kapitel benötige, um Sie darauf vorzubereiten. Sonst misstrauen Sie noch Ihren eigenen Augen und Ihrem eigenen Gefühl.
Zunächst werden wir uns in die psychische Wirkung des Rauchens vertiefen. Warum haben wir beim Rauchen das Gefühl, dass es eine echte Wirkung hat, obwohl wir ja schon aus logischen Gründen erkannt haben, dass das gar nicht der Fall sein kann? Bereiten Sie sich auf eine schockierende Einsicht vor!

## 7. Die Wirkung von Nikotin

Was bewirkt das Nikotin eigentlich genau?
Die Antwort ist genauso einfach wie verblüffend: Nikotin verursacht Entzugserscheinungen. Und zwar ungefähr jeweils eine Viertel- bis eine halbe Stunde nach dem Rauchen einer Zigarette. Auf der körperlichen Ebene sind diese Entzugserscheinungen kaum nennenswert. Die menschliche Psyche interpretiert sie jedoch als große Entbehrung, als ein Bedürfnis, das nur durch eine nächste Zigarette befriedigt werden kann. Während und kurz nach dieser nächsten Zigarette fühlen Sie keine Entzugserscheinungen. Dadurch entsteht der Eindruck, dass das Rauchen einer Zigarette die Entzugserscheinungen wegnimmt. In Wirklichkeit verursacht die Zigarette jedoch erneut Entzugserscheinungen, während gleichzeitig die Entzugserscheinungen der vorhergehenden Zigarette für eine kurze Zeit kompensiert werden.

**Nikotin verursacht Entzugserscheinungen**

Nur während des Rauchens und kurz danach spüren Sie kein Verlangen nach einer Zigarette. In diesem Moment fühlen Sie sich wie ein Nichtraucher, ohne Entzugsprobleme und ohne Angst vor Entzugsproblemen. Merkwürdig eigentlich: Der einzige Grund, sich immer wieder eine Zigarette anzuzünden, ist der Wunsch, sich wieder als Nichtraucher fühlen zu können, der Wunsch, wieder frei zu sein von zwanghaften Gedanken und dem Verlangen nach einer Zigarette.

Das Verlangen nach einer Zigarette ist also nichts anderes als der Wunsch, kurz erlöst zu sein von den schleichenden Entzugserscheinungen, kurz befreit zu sein von dem Gefühl der Abhängigkeit und für einen kurzen Augenblick einmal nicht ans Rauchen denken zu müssen.

**Die Illusion, nicht süchtig zu sein**

Tatsächlich bietet uns jede Zigarette zeitweilig die Illusion der Freiheit, die Illusion nicht süchtig zu sein, die Illusion, dass wir aus freiem Willen rauchen, weil es uns schmeckt, und nicht aus einer Zwanghaftigkeit heraus, die uns zu etwas zwingt, zu dem wir schon lange nicht mehr stehen. Aber wie flüchtig ist diese Illusion der Freiheit, wie schnell verweht sie und wie schnell sind wir wieder zurück in der beklemmenden Abhängigkeit. Wie erbärmlich dieser Teufelskreis des Rauchens ist, zeigt der folgende Vergleich.

Stellen Sie sich vor, Sie würden in einer Zelle sitzen, dem symbolischen Gefängnis der Rauchsucht. Je länger Sie die nächste Zigarette hinauszögern, desto deutlicher tritt der zwanghafte Gedanke auf, dass Sie nun dringend eine Zigarette brauchen, und desto sichtbarer werden die Gitterstäbe Ihres Gefängnisses. Diese Unfreiheit wird immer unerträglicher. Sie müssen jetzt einfach eine Zigarette anzünden, um wenigstens für kurze Zeit von Ihrer Zwanghaftigkeit befreit zu sein. Es ist, als ob sich der Gefangene in diesem Moment einen schwarzen Sack über den Kopf zieht, um die Gitterstäbe seines Gefängnisses nicht sehen zu müssen. Wenn Sie nun aber mehr rauchen, wird der Sack immer erstickender. Nach dem Ausdrücken der Zigarette ziehen Sie sich den Sack wieder vom Kopf und können wieder frische Luft atmen. Ihre Zelle ist jedoch immer noch vergittert und es dauert nicht lange, bis Sie das wieder zu stören anfängt. Letztlich ertragen Sie den Anblick nicht mehr und Sie stecken sich wieder eine Zigarette an: wieder diese erstickende Verschleierung, nur um kurze Zeit die Gitter nicht zu sehen. So hält sich der Gefangene mit der Illusion, nicht in einem Gefängnis zu sein, x-mal am Tag zum Narren. Aber Vorsicht: Das wirklich Bizarre an diesem Vergleich kommt noch. Denn wieso sitzen Sie eigentlich in diesem Gefängnis?

Es ist Ihre Strafe dafür, dass Sie sich den schwarzen Sack über den Kopf ziehen! In dem Augenblick, in dem Sie sich dazu entschließen, nie mehr den erstickenden, schwarzen Sack über Ihren Kopf zu ziehen, öffnet sich die Tür Ihrer Zelle und Sie sind von jedem zwanghaften Gedanken ans Rauchen befreit. In dem Augenblick, in dem Sie definitiv beschließen, einen Schlussstrich unter diese quälende Abhängigkeit zu ziehen, wird sich zeigen, dass nur geringe oder gar keine Entzugserscheinungen und keine zwanghaften Gedanken mehr bestehen. Dann sind Sie frei und müssen nicht mehr um Luft ringen.

**Nicht mehr um Luft ringen**

Noch ein Vergleich: Sie sitzen an Ihrem Schreibtisch und arbeiten konzentriert. Es ist Sommer. Durch die geöffneten Fenster dringen Geräusche, doch Sie nehmen sie kaum wahr. Sie sind so beschäftigt, dass Ihnen nicht einmal aufgefallen ist, dass Ihr Nachbar mit einem elektrischen Rasenmäher das Gras mäht.

Langsam entsteht in Ihrem Hinterkopf doch ein Gefühl der Irritation wegen des Lärms. Plötzlich wird es Ihnen zu viel: Sie springen hoch und schließen das Fenster. Durch die doppelte Verglasung ist von dem Lärm fast nichts mehr zu hören. Was für eine Erleichterung ist das, ein wirklich befreiendes Gefühl.

Nach einiger Zeit ebbt das Gefühl langsam wieder ab. Würden Sie nun absichtlich das Fenster wieder öffnen und sich den Lärm anhören, um anschließend noch einmal die Ruhe genießen zu können, wenn Sie das Fenster wieder schließen? Das ist nämlich der Genuss einer Zigarette: Sie erlöst von dem Ärger, den sie selbst verursacht.

**Der Vergleich mit dem Juckreiz**

Ein weiterer Vergleich. Es ist bekannt, dass ein Mückenstich oder die Berührung einer Brennnessel ganz schön jucken kann. Wenn Sie die juckende Stelle nicht anfassen, verschwindet der Juckreiz schneller, als wenn Sie anfangen zu kratzen. Meistens kratzen wir dennoch, weil es sich angenehm anfühlt und weil der Juckreiz so irritierend ist. Und glücklicherweise lässt der Juckreiz dann auch nach. Glücklicherweise? Aber das Kratzen tat doch so gut! Warum bedauern wir nicht, dass der Juckreiz verschwindet?

Das Kratzen tut deshalb so gut, weil man dadurch den Juckreiz nicht mehr spürt. Wenn dann der Juckreiz verschwindet, sind wir froh darüber. Wir suchen nicht nach frischen Brennnesseln, um wieder in den Genuss des angenehmen Kratzens bei juckender Haut zu kommen. Denn das ist der Genuss einer Zigarette: Man kratzt sich (raucht), um das Jucken (die Entzugserscheinungen) nicht zu spüren, das durch das Kratzen (Rauchen) hervorgerufen wird.

Betrachten wir das Juckreiz-Beispiel noch etwas genauer: Sie sind also versehentlich mit Brennnesseln in Berührung gekommen und kratzen sich schon eine ganze Weile.

Anfangs war dieses Kratzen ganz und gar angenehm, aber mittlerweile fängt es an, Sie zu stören. Wenn Sie nun wüssten, dass das Jucken nie und nimmer aufhört, solange Sie kratzen? Dass, im Gegenteil, durch das Kratzen der Juckreiz sogar noch schlimmer wird? Wenn Sie wüssten, dass das Kratzen immer mehr wehtut, anstatt angenehm zu sein, und dass es Ihnen noch anderes Unheil bescheren kann? Und wenn Ihnen jemand sagen würde, dass der Juckreiz sehr schnell aufhören wird, sobald Sie sich dazu entschlossen haben, nicht mehr zu kratzen – würden Sie dann nicht sofort aufhören mit dem Kratzen? Warum ist Aufhören mit dem Rauchen eigentlich so schwer?

Aber das ist es doch gar nicht!

**Aufhören zu rauchen ist wirklich einfach**

Aufhören ist lächerlich einfach. Es ist nur die Angst vor dem Aufhören, die die Entscheidung so schwer macht. Wovor haben wir denn so viel Angst? Wir haben Angst davor, dass unser Versuch scheitert und wir uns noch mehr wie ein Versager und wie ein Gefangener des Rauchens fühlen. Und wir haben Angst davor, dass der Versuch aufzuhören gelingt und dass wir für den Rest unseres Lebens das Rauchen vermissen werden. Beide Ängste, die Befürchtung zu scheitern und die Befürchtung, nicht zu scheitern, sind Bestandteil des Süchtigseins. Sie verschwinden jedoch sofort, wenn Sie auf die richtige Weise mit dem Rauchen aufhören.
Später komme ich noch einmal auf diese beiden Ängste zurück. Doch zunächst ist es wichtig, dass wir die Wirkung von Nikotin noch etwas genauer unter die Lupe nehmen. Damit Ihnen ganz deutlich wird, was der körperliche und was der psychische Anteil Ihrer Rauchsucht ist.

## 8. Schematische Darstellung der Wirkung von Nikotin

Um zu zeigen, was genau Nikotin in verschiedenen Situationen bewirkt, habe ich einen Weg gesucht, die Wirkung von Nikotin schematisch darzustellen. Zuerst probierte ich einfache Grafiken aus, die Rauchen und Nicht-Rauchen in verschiedenen Situationen vergleichen. Was geschieht mit Ihnen, wenn Sie in einer Stresssituation eine Zigarette anzünden, und was geschieht, wenn Sie in einer solchen Situation keine Zigarette anzünden? In diesen Grafiken waren zwar schöne Höhen und Tiefen zu sehen, jedoch keine neuen Informationen. Dadurch, dass ich einen Vergleich zwischen dem Rauchen einer Zigarette und dem Nicht-Rauchen einer Zigarette in einer bestimmten Situation darstellte, beschränkte ich mich auf die einseitige Perspektive des süchtigen Rauchers. Ich ging dann dazu über, die Wirkung des Rauchens einer Zigarette in einer bestimmten Situation damit zu vergleichen, wie ein Nichtraucher dieselbe Situation erlebt. Die dazugehörigen Grafiken waren plötzlich von einer enthüllenden Klarheit.

**Was passiert in bestimmten Situationen, wenn Sie rauchen**

In den nächsten Kapiteln sehen Sie einige dieser Grafiken, und zwar für die Situationen Stress, Konzentration, Entspannung und Langeweile. Die folgende Grafik stellt zunächst ganz allgemein die Wirkung von Nikotin dar. Auf der vertikalen Achse ist das Maß des subjektiven Wohlbefindens eines Rauchers dargestellt. Positiv (nach oben hin) zeigt an, dass jemand sich immer besser fühlt, negativ (nach unten hin), dass jemand sich weniger gut fühlt. Natürlich gibt es im Leben noch unzählige andere Faktoren als das Rauchen, die entscheiden, ob man sich besser oder weniger gut fühlt. Diese erscheinen in der Grafik der Einfachheit halber nicht.

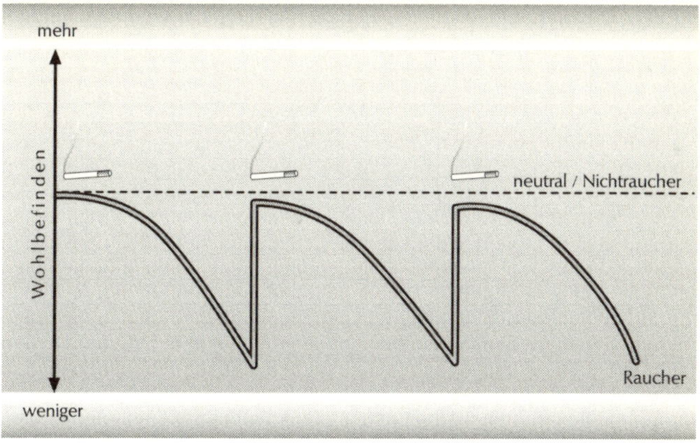


*Grafik 1: Die allgemeine Wirkung von Nikotin*

Die horizontale, gestrichelte Linie stellt im Punkt Wohlbefinden einen neutralen Wert dar. Man könnte auch sagen, dass sie das Wohlbefinden eines Nichtrauchers in einer bestimmten Situation darstellt. Die durchgezogene Linie gibt das Wohlbefinden eines Rauchers wieder und vergleicht sie mit dem des Nichtrauchers in derselben Situation.

**Die allgemeine Wirkung von Nikotin**

Eine Grafik muss irgendwo beginnen und der eigentliche Anfang müsste hier bei der allerersten Zigarette eines Rauchers liegen. Allerdings käme dann eine sehr umfangreiche Grafik dabei heraus. Die hier gezeigte Grafik beginnt deshalb in der jüngsten Vergangenheit, ungefähr bei den vier bis fünf letzten Zigaretten, und zwar genau beim Anzünden einer Zigarette.
Während des Rauchens dieser Zigarette erlebt der Raucher keine Entzugserscheinungen und keine zwanghaften Gedanken an Rauchen. Sein Wohlbefinden stimmt mit dem des Nichtrauchers überein. Fast unmittelbar nach dem Rauchen fängt der Körper an, das Nikotin wieder abzu-

bauen. Ziemlich schnell entstehen leichte Entzugserscheinungen, die der Raucher anfangs kaum wahrnehmen dürfte. Nach einer gewissen Zeit führen diese Entzugserscheinungen zu dem Gedanken, doch wieder eine Zigarette anzuzünden. Dieser Gedanke wird immer stärker und das Gefühl des Wohlbefindens sinkt immer schneller. Dann zünden Sie sich wieder eine Zigarette an. Innerhalb weniger Sekunden verschwindet das Gefühl des Unbehagens, verschwinden die Entzugserscheinungen, verschwinden Ihre zwanghaften Gedanken und Sie erleben ganz kurz die Illusion der Befreiung. Das Niveau Ihres Wohlbefindens kommt dem eines Nichtrauchers wieder nahe.

**Die Illusion der Befreiung**

Nahe? Ja, nahe, denn nach einiger Zeit gewöhnen Sie sich an den Effekt des Nikotins, sodass sogar während des Rauchens einer Zigarette immer noch ein gewisses Maß an Unbehagen bleibt. Wenn es also so ist, dass jede Zigarette eigentlich ein Versuch ist, sich für kurze Zeit wieder wie ein Nichtraucher zu fühlen, gelingt dieser Versuch immer weniger gut. Jede Zigarette hebt die Entzugserscheinungen der vorhergehenden Zigarette nur unvollkommen auf. Außerdem machen sich auch andere unschöne Begleiterscheinungen des Rauchens immer mehr bemerkbar: Die Zigarette schmeckt nicht mehr, Hustenanfälle vergällen Ihnen den Genuss, Sie fühlen sich abhängig, ungesund und schlapp.

Hier zeichnet sich die Tragik jeder Sucht ab: Haben Sie das einmal angefangen als Versuch, sich besser zu fühlen als vorher, geraten Sie immer tiefer in die Spirale der vergeblichen Versuche hinein, sich weniger schlecht zu fühlen als vorher. Es sind vergebliche Versuche, Ihre Entzugserscheinungen mit einer neuen Dosis zu kompensieren. Vergebliche Versuche, sich für kurze Zeit wie ein

**Die Tragik der Sucht**

Nichtsüchtiger zu fühlen. Und dabei sinken Sie mit jedem Versuch tiefer in den Sumpf der Sucht.
Was für ein Glück, dass Sie schon bald aussteigen können! Es ist so einfach, Sie müssen nur weiterlesen.

## 9. Rauchen in negativ-aktiven Situationen

Kapitel 5 enthält eine schematische Darstellung der Situationen, in denen das Rauchen als Hilfsmittel verwendet wird. Rauchen hilft sowohl in positiven als auch in negativen Situationen und sowohl in passivem als auch in aktivem Zustand. In den folgenden Kapiteln gehe ich näher auf diesen Umstand ein.
Jeder Raucher denkt, dass eine Zigarette in negativ angespannten Situationen, beispielsweise bei Stress, hilft. Wir haben bereits gesehen, dass das Rauchen einer Zigarette logischerweise keine einzige Wirkung haben kann und dass die Wirkung einer Zigarette dem so genannten Placebo-Effekt ähnelt, wobei Tabletten, die keinerlei medizinische Wirkung haben, dennoch bei den unterschiedlichsten Beschwerden helfen, weil der Patient fest daran glaubt.

**Die Wirkung einer Zigarette ähnelt dem Placebo-Effekt**

Genauso echt empfinden Sie als Raucher, dass Zigaretten gegen Stress helfen. Die Diskrepanz zwischen Ihrem Gefühl und dem, was der gesunde Menschenverstand dazu sagt, besteht, weil Sie süchtig sind. Die Sucht bewirkt, dass eine Zigarette eine beruhigende Wirkung zu haben scheint. In Wirklichkeit hilft Rauchen jedoch nicht gegen Stress, es steigert den Stress sogar noch!
Stellen Sie sich das folgende Geschehen vor: Sie sitzen zu Hause an Ihrem Schreibtisch. In wenigen Augenblicken sollen Sie ein Telefonat führen, von dem vieles für Sie

abhängt. Vielleicht mit Ihrem Vorgesetzten wegen einer drohenden Kündigung oder mit Ihrem Ex-Partner wegen des Versuchs, den Bruch wieder zu kitten. Auch ein Nichtraucher spürt, wie der Stress vor dem Telefongespräch ansteigt und auch während des Gesprächs vorhanden ist. Erst wenn der Hörer wieder aufgelegt ist, lässt der Stress nach.

**Rauchen steigert Stress**

In Grafik 2 wird dieses Geschehen schematisch dargestellt. Dabei ging ich davon aus, dass der Raucher am Anfang der Darstellung gerade eine Zigarette geraucht hat und deswegen noch keine Entzugserscheinungen hat. Die vertikale Achse zeigt das Ausmaß des Stresses an: Nach oben hin nimmt der Stress zu, nach unten hin lässt er nach. Die gestrichelte Linie gibt den Verlauf der Stresssituation bei einem Nichtraucher wieder, die durchgezogene Linie den eines Rauchers.

Während die Spannung steigt, erlebt der Raucher im Vergleich zum Nichtraucher neben dieser situationsgebundenen Spannung zusätzlich die zunehmenden Entzugs-

*Grafik 2: Rauchen verursacht Stress*

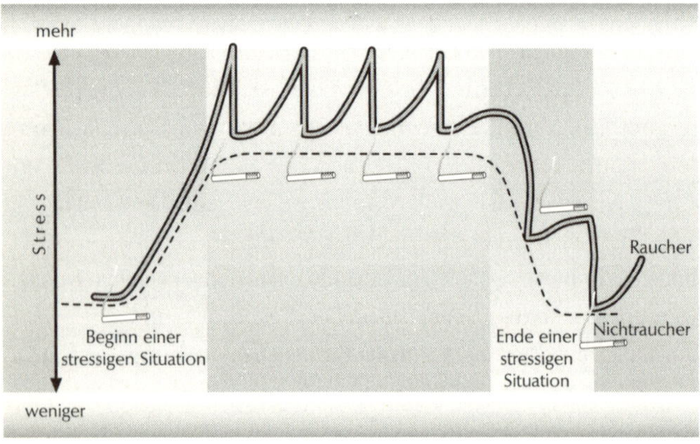

erscheinungen. Diese zwei Arten von Spannung kann er nicht voneinander unterscheiden. Sie fühlen sich an wie eine Form von Stress und diese nimmt schneller zu als der Stress des Nichtrauchers. Der Raucher fühlt sich doppelt angespannt und zündet eine Zigarette an. Was geschieht nun mit dem Ausmaß an Stress?
Genau, der Stress lässt ein bisschen nach, weil die Entzugserscheinungen vorübergehend aufgehoben werden. Der situationsgebundene Stress bleibt natürlich gleich. Rauchen hilft nur gegen den Anteil im Stress, der durch die Entzugserscheinungen des Rauchens hervorgerufen wird. Oder kürzer gesagt: Rauchen hilft nur gegen den vom Rauchen selbst erzeugten Stress.
Dass Rauchen nicht gegen Stress hilft, ist noch nicht die ganze Wahrheit. Die Wirklichkeit ist noch viel tragischer: Rauchen verursacht selbst Stress. Wie verhält sich das?
Nun, ich habe schon vorher behauptet, dass eine Zigarette wegen der langsam wachsenden Gewöhnung die Entzugserscheinungen der vorhergehenden immer nur zum Teil wegzunehmen vermag. Es gibt aber wichtigere Gründe, warum Rauchen Stress erhöht. Ich werde das anhand eines Beispiels erläutern.

**Rauchen verursacht selbst Stress**

Von den fünfundzwanzig Jahren, in denen ich geraucht habe, habe ich sicher zehn Jahre lang selbst gedrehte Zigaretten geraucht. In der oben beschriebenen Situation mit dem spannenden Telefongespräch hätte ich vorab schon einige Reservezigaretten gedreht für den Fall, dass das Telefongespräch länger dauert. Die Sorge eines jeden Rauchers, seine Zigaretten könnten alle weg oder gerade nicht erreichbar sein, erhöht den Stress. Und denken Sie einmal an eine Stresssituation, z.B. ein Bewerbungsgespräch, in der nicht geraucht werden darf! Zusätzlicher Stress entsteht. Tatsächlich stellen das Gefühl der Abhängigkeit und die Angst, doch einmal ohne »Stoff« dazustehen, einen permanenten Stressfaktor dar. Der Raucher befindet sich ständig auf einem höheren Stressniveau als der Nichtraucher in derselben Situation.

Haben Sie Angst davor, nach dem Aufhören den vielen schwierigen Situationen ohne Rauchen begegnen zu müssen? Sehr verständlich. Auch ich hatte diese Befürchtungen und fühlte mich unsicher, als ich in Erwägung zog, mit dem Rauchen aufzuhören. Das macht die Sucht mit Ihnen: Sie verursacht Ängste und macht unsicher. Jetzt, da ich nicht mehr rauche, gehe ich mit viel mehr Selbstvertrauen auf spannende Situationen zu. Ich habe nämlich ein viel besseres Mittel gegen Stress entdeckt.

**Stress ist ein menschliches Phänomen**

Es ist sehr einfach. Stress ist schließlich ein ausgesprochen menschliches Phänomen. Jeder Mensch fühlt sich in bestimmten Situationen gestresst. Wenn ich in eine Situation gerate, in der ich mich angespannt fühle, sage ich mir: »Wieder ein Beweis, wie menschlich ich bin.« Ich versuche, meine Anspannung nicht zu verbergen. Der Stress lässt sofort nach, wenn Sie ihn als etwas Normales akzeptieren. Das, was an Anspannung übrig bleibt, fungiert häufig als Hilfsmittel, um besser zu funktionieren.

In aller Kürze: Das Leben wird wirklich nicht schwieriger, wenn Sie nicht mehr rauchen. Im Gegenteil, der Stress nimmt sogar ab, weil Sie nicht mehr abhängig davon sind, Rauch einzuatmen, um eine schwierige Situation zu bewältigen. Rauchen löst kein einziges Problem. Mit dem Rauchen aufhören löst zumindest ein Problem: das Problem, das durch das Rauchen verursacht wird. Denn das haben Sie ja schon herausgefunden: Rauchen ist ein Problem, keine Lösung für ein Problem. Rauchen ist Stress, kein Mittel gegen Stress.

## 10. Rauchen in positiv-aktiven Situationen

Eines der hartnäckigsten Missverständnisse bezüglich des Rauchens ist die Annahme, dass es Ihnen in positiv-aktiven Situationen, wie etwa bei kreativer Arbeit und Beschäftigungen, die ein hohes Maß an Konzentration erfordern, hilft. In der Zeit, als ich noch rauchte, habe ich einige Jahre im Bereich der Automatisierung gearbeitet. Je mehr Konzentration ich benötigte, desto mehr rauchte ich. Manchmal lagen drei brennende Zigaretten gleichzeitig in meinem Aschenbecher neben der Tastatur, so automatisch zündete ich sie mir an. Ganze Horden Programmierer, IT-Spezialisten oder wie sie heutzutage auch immer heißen mögen, rauchen wie verrückt, wenn sie vor ihren Bildschirmen sitzen und sich komplizierte Vorgänge überlegen. Aber auch über den Schriftsteller existiert dieses Klischee, dass er sich erst an die Arbeit machen kann, wenn die Whiskyflasche und die Zigarettenschachtel griffbereit neben der – natürlich altmodischen – Schreibmaschine stehen.

**Rauchen schwächt das Konzentrationsvermögen**

Alle diese Menschen irren sich! Übrigens nicht, weil sie verrückt wären, sondern weil sie süchtig sind. Rauchen stärkt das Konzentrationsvermögen keineswegs. Im Gegenteil, Rauchen schwächt das Konzentrationsvermögen.

In Grafik 3 stellt die vertikale Achse das Maß an Konzentration während einer bestimmten Arbeitssituation dar. Bewegt sich die Linie nach oben, ist das Konzentrationsniveau intensiver und vertiefter. Bewegung nach unten bedeutet Verlust an Konzentration. Auch in dieser Grafik wird der Konzentrationsverlauf eines Rauchers dem eines Nichtrauchers in derselben Situation gegenübergestellt.

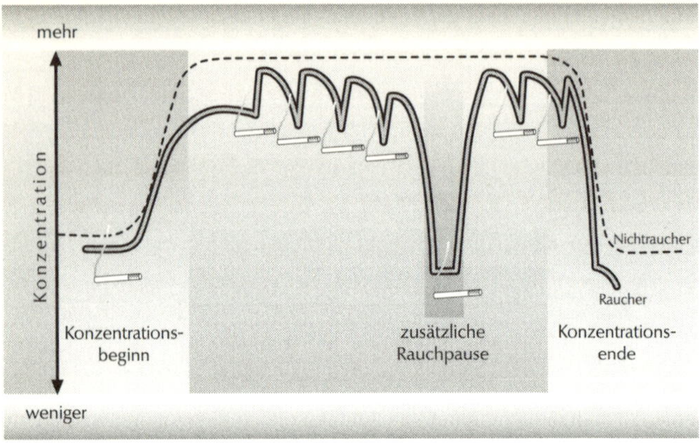


*Grafik 3: Rauchen verringert die Konzentrationsfähigkeit*

Die Situation beginnt in einem entspannten Zustand, bevor sich die Personen dann an eine fesselnde und komplizierte Aufgabe begeben. Nach einer gewissen Zeit folgt daraufhin eine Phase der Entspannung. Die gestrichelte Linie zeigt den Verlauf des Konzentrationsniveaus des Nichtrauchers.

**Rauchen in einer positiv-aktiven Situation**

Ich gehe davon aus, dass der Raucher zu Beginn der komplizierten Aufgabe eine Zigarette geraucht hat. Anfangs steigt sein Konzentrationsniveau ungefähr genauso stark an wie das des Nichtrauchers. Innerhalb weniger Minuten haben beide die Spitze ihres Konzentrationsvermögens erreicht. Es dauert jedoch nicht lange, bis der Raucher in einem Winkel seines Bewusstseins die einsetzenden Entzugserscheinungen wahrnimmt.

Jeder weiß, wie das geht, wenn man vollkommen konzentriert ist. Die geringste Ablenkung holt einen aus der Konzentration heraus. Schreit Ihr jüngster Sohn auf der Toilette, Sie sollen kommen und ihm die Hose wieder hochziehen? Testet Ihr Nachbar seine neueste elektrische

Heckenschere? Schallt plötzlich dieser irritierende Song aus dem Radio?
Zunächst hören Sie noch gar nichts, weil Sie so konzentriert an der Arbeit sind. Wenige Sekunden später sind Sie völlig aus Ihrer Konzentration gebracht. Denn so funktioniert Konzentration: Man ist entweder völlig in ihr versunken oder man ist völlig draußen.
Sobald der Raucher die ersten Entzugserscheinungen und dadurch einen leichten Verlust an Konzentration spürt, zündet er sich sofort eine Zigarette an. Er weiß aus Erfahrung, dass er, wenn er das nicht macht, innerhalb kürzester Zeit seine Konzentration völlig verliert. Nach dem Anzünden dieser Zigarette wird das Konzentrationsvermögen kurzzeitig wieder auf das alte Niveau gehoben, wenn auch nicht ganz. Die Entzugserscheinungen der letzten Zigarette werden nämlich durch das Rauchen der neuen nicht ganz aufgehoben. Ein Raucher muss somit fast ständig rauchen, um zu verhindern, dass seine Konzentration vollkommen absinkt. Und trotzdem erreicht der Raucher nie das Konzentrationsniveau, das er hätte, wäre er Nichtraucher. Als Raucher müssen Sie schließlich während der Konzentrationsphase immer wieder eine Zigarette anzünden, die Zigarette manchmal weglegen und wieder greifen, wodurch permanent kurze Momente des Konzentrationsverlusts auftreten. Außerdem braucht ein Raucher öfter mal eine Tasse Kaffee oder Tee, um das unangenehme, verrauchte Gefühl in seiner Kehle wegzuspülen. Raucher machen auch tatsächlich während einer konzentrierten Arbeit viel häufiger eine kurze Pause.

**Raucher benötigen öfter mal eine kurze Pause**

Das Rauchen dient eigentlich überhaupt nicht der Förderung des Konzentrationsvermögens, sondern vielmehr der Verhinderung des Konzentrationsverlusts. Ein süchtiger

Raucher kann sich nicht konzentrieren, wenn er nicht raucht. Durch das Rauchen entsteht aber aus verschiedenen Gründen eine eingeschränkte Konzentration. Der Raucher wird immer auch ein wenig abgelenkt durch seine leichten Entzugserscheinungen und den Zwang, immer wieder eine Zigarette anzünden zu müssen, um diese Entzugserscheinungen aufzuheben. Letzteres gelingt übrigens nur teilweise. Zudem ist beim Raucher durch die verschlechterte Lungenfunktion die Sauerstoffzufuhr zum Gehirn eingeschränkt und er leidet an einer allgemeinen Verschlechterung seines gesundheitlichen Zustands. Schon allein aufgrund dessen nimmt das Konzentrationsvermögen um ca. 10 Prozent ab. Alles zusammen genommen bewirkt Rauchen eine beachtliche Einschränkung des Konzentrationsvermögens.

**Rauchen schränkt die Konzentration ein**

Eigentlich ist es ein tragisches Bild, wie Sie dasitzen als Raucher, eine Zigarette nach der anderen anzündend, um Ihre Konzentration zu erhalten, während das Ergebnis immer ein Stück hinter Ihren Möglichkeiten zurückbleibt. Haben Sie eine Tätigkeit, bei der Sie sich konzentrieren müssen? Haben Sie Angst vor der Vorstellung, diese Arbeit ohne Rauchen erledigen zu müssen?

Das ist verständlich. Das ist es nämlich, was die Sucht aus Ihnen macht: Sie macht Sie abhängig und verursacht Ängste. Abhängig von Zigaretten und voller Angst, sie zu vermissen. Wären Sie die Angst nicht viel lieber los? Wären Sie nicht lieber unabhängig? Würden Sie nicht lieber Ihren eigenen Fähigkeiten vertrauen anstatt einem süchtig machenden Mittel?

**Wären Sie nicht lieber unabhängig?**

Seit ich nicht mehr rauche, kann ich mich viel besser konzentrieren. Und das gleich seit dem ersten Tag nach dem Aufhören. Ich arbeite jetzt auch länger am Stück durch. Als

Raucher legte ich jede halbe Stunde eine kurze Rauchpause ein. Jetzt kann ich manchmal so in meine Arbeit vertieft sein, dass ich plötzlich aufsehe, auf meine Uhr blicke und merke, dass über zwei Stunden vergangen sind. Es ist so ein herrliches Gefühl, sich hundertprozentig auf etwas stürzen zu können, ohne immer und immer wieder abgelenkt zu werden von dem Drang, eine Zigarette anzuzünden. Ich kann es Ihnen wirklich empfehlen.

## 11. Rauchen in negativ-passiven Situationen

**Wenn man von Langeweile überfallen wird**

Negativ-passive Situationen sind Situationen, in denen Sie sich unbehaglich fühlen, unsicher sind, zum Nichtstun gezwungen oder nicht fähig sind, Ihre eigene Passivität zu durchbrechen. Viele dieser Situationen gehen einher mit Langeweile. Langeweile kann bedeuten: sich in einer Phase des unfreiwilligen Nichtstuns zu befinden, obwohl man Lust hätte, etwas zu tun. Eine lange, eintönige Zugfahrt ist dafür ein Beispiel. Es kann aber auch eine Zeit der gezwungenen Aktivität sein, obwohl Sie Lust hätten, nichts zu tun oder etwas anders zu tun. Wie bei einem Wächter, der den ganzen Tag am Eingang eines Ladens Wache steht und sich dabei unsäglich langweilt.

Langeweile ist in jedem Fall ein Gemütszustand, für den man sich nicht entscheiden kann, sondern von dem man überfallen wird. Manchmal langweilt man sich durch die Umstände, manchmal von innen heraus, weil man blockiert ist. In Situationen der Langeweile kann man sich unmöglich glücklich fühlen. Oder anders gesagt: Wenn Sie in Zufriedenheit nichts tun, nennen Sie es nicht Langeweile, sondern Muße oder Ausruhen oder Meditation oder wie auch immer. Langeweile ist ein unfreiwilliger Zustand der Ohnmacht.

Sehen Sie die Parallelen zum Süchtigsein? Süchtigsein ist ebenfalls ein Zustand der Ohnmacht und der Unfreiwilligkeit. Niemand entscheidet sich dafür, süchtig zu werden. Es trifft uns. Wenn wir uns langweilen, fühlen wir uns meistens unwohl in unserer Haut. Wir fühlen uns zu schwach, um uns aus der Sackgasse herauszubegeben. Süchtige fühlen sich auch schwach, unfähig, die Sucht zu durchbrechen. Bei Langeweile sagt man auch: Ich langweile mich zu Tode. An Sucht geht man zugrunde, mit der Zeit. Beides sind Ausdrucksformen von Selbstzerstörung.

**Süchtigsein ist ein Zustand der Ohnmacht**

In Momenten der Langeweile raucht ein Raucher immer mehr. Es sieht so aus, als ob Rauchen hilft, die Langeweile zu vertreiben. Aber das ist eine Illusion. Sehen Sie sich Grafik 4 an. Ein Nichtraucher langweilt sich selbstverständlich auch gelegentlich. Sein Wohlbefinden sinkt, wenn er sich langweilt. In der Grafik kann man die Zunahme seiner Lan-

*Grafik 4: Rauchen hilft nicht, Langeweile zu bekämpfen*

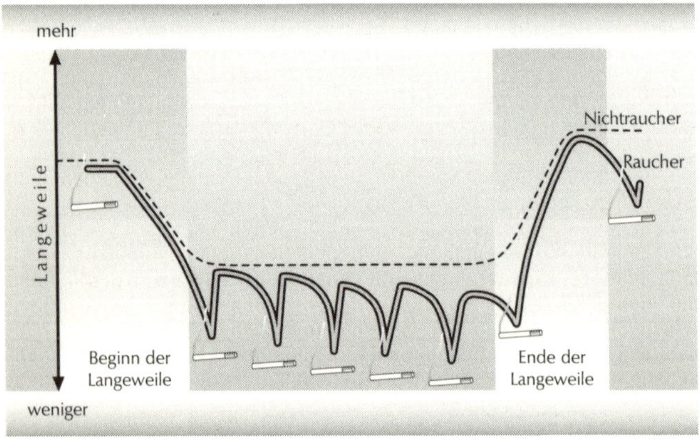

geweile an der nach unten gehenden, gestrichelten Linie ablesen. Nach einer gewissen Zeit hört die Langeweile auf, weil sich die Umstände geändert haben (der Zug angekommen ist) oder weil Sie sich eine Beschäftigung gesucht haben. Ein Raucher langweilt sich genauso stark wie ein Nichtraucher. Für ihn kommt aber nach einer Weile noch ein lästiger Faktor hinzu, nämlich die Entzugserscheinungen der letzten Zigarette. Diese Entzugserscheinungen bedeuten nur ein leichtes Gefühl von Unbehagen, das sich mit anderen Empfindungen von Unbehagen, zum Beispiel Langeweile, vermischt. Das Unbehagen wird zu groß und der Raucher zündet sich eine Zigarette an. Sofort lässt sein Gefühl von Unbehagen nach, weil die Entzugserscheinungen größtenteils aufgehoben werden. Er scheint sich jetzt plötzlich auch weniger zu langweilen. Dennoch ist sein Gefühl von Unbehagen noch nicht geringer als das eines Nichtrauchers in derselben Situation. Als Raucher fühlt man sich generell fast immer weniger gut als ein Nichtraucher, außer, wenn man gerade eine Zigarette raucht.

**Rauchen hilft nicht gegen Langeweile**

Ein Raucher weiß, dass er sein Gefühl von Unbehagen, das er spürt, wenn er sich langweilt, durch eine Zigarette vermindern kann. Genau genommen vermindert er aber nur die Entzugserscheinungen der letzten Zigarette. Gerade weil man in Momenten der Langeweile wirklich nichts Besseres zu tun hat, wünscht man sich schon bald nach jeder Zigarette, das anödende Gefühl weiter reduzieren zu können. Eigentlich müssten Sie erst warten, bis wirkliche Entzugserscheinungen entstanden sind, also mindestens eine halbe Stunde. Aber aus Langeweile rauchen Sie immer mehr. Dadurch entsteht ein umgekehrter Effekt. Das Rauchen hebt jetzt nämlich kaum Entzugserscheinungen auf, weil die Zeit für deren Entstehen zu kurz war. Durch das viele Rauchen entsteht ein »durchrauchtes« Gefühl, das dazu führt, dass jede Zigarette noch ekliger schmeckt als die vorherige. Sie fühlen sich diesem zwanghaften Rauchen völlig machtlos gegenüber und verfluchen die Langeweile, die Sie dazu bringt, so viel zu rauchen. Ihr Gefühl von Wohlbefinden sinkt immer weiter, je länger die Langeweile anhält. Der Nichtraucher fühlt sich nur wegen der Langeweile angeödet und genervt. Sie als Raucher fühlen sich doppelt angeödet durch die Langeweile und durch das zwanghafte Rauchen.

**Langeweile bringt Sie dazu, mehr zu rauchen**

Natürlich hat man als Raucher wenigstens noch die Handlung des Zigaretten-Anzündens. Man könnte meinen, man hätte etwas zu tun. Diese Handlung entsteht jedoch nicht aus freiem Willen, sondern sie erfolgt aufgrund des zwanghaften Gedankens, Rauchen sei hilfreich bei Langeweile. So eine Zwangshandlung befreit nicht von der Langeweile, man macht sie eher aus Langeweile. Außerdem hält sie Sie von kreativen Lösungen gegen Ihre Langeweile ab. Ein Nichtraucher ist im Allgemeinen besser in der Lage, seine Langeweile zu bekämpfen. Hier ein Beispiel aus meiner Vergangenheit.

Meine Eltern leben in Frankreich und hin und wieder setze ich mich ins Auto, um dorthin zu fahren. Die Fahrt dauert auf der Autobahn ungefähr zehn bis zwölf Stunden. Während dieser langen, öden Autofahrten rauchte ich mich früher halb zu Tode. Bereits nach der Hälfte fühlte ich mich völlig »durchraucht«! Die übrige Zeit führte ich einen permanenten Kampf mit mir selbst, um die nächste Zigarette so lang wie möglich hinauszuzögern. Zur Unterstützung nahm ich natürlich verschiedene Getränke und Snacks zu mir. Als ich dann endlich ankam, fühlte ich mich immer schmutzig! Aber trotzdem, als ich anfing, mir Gedanken über das Aufhören zu machen, dachte ich mit Sorge an diese langen

Autofahrten. Ich hatte Angst, dass ich eine so lange Fahrt nicht ohne Rauchen schaffen würde und dass ich meine Eltern nicht mehr würde besuchen können. Das erreichte die Sucht bei mir: Sie machte mich ängstlich und abhängig. Abhängig vom Rauchen. Und voller Angst, dass ich ohne Zigaretten nicht einmal in der Lage sein würde, meine Eltern zu besuchen.

Im Nachhinein betrachtet, war das alles Teil der Suchtillusionen. Ich fahre immer noch zu meinen Eltern. Es gibt Abschnitte auf der Reise, die langweilig sind. Aber ich habe eine neue Beschäftigung entdeckt: Ich singe. Ich lasse es laut ertönen, singe mit, was ich im Radio höre, oder mache einfach irgendwelche Improvisationen auf Texte, die ich während der Fahrt am Wegesrand aufschnappe. »Chaussée déformée« und »Priorité à droite« erklingen als Blues, Arie oder Motette. Ich glaube wirklich, dass ich mich bei der langen Fahrt jetzt weniger langweile als vorher, als ich noch rauchte. Bei der Ankunft fühle ich mich entschieden munterer und fröhlicher als vorher mit Zigarettenqualm.

Scheuen auch Sie sich davor, mit dem Rauchen aufzuhören? Fürchten Sie sich davor?

Das ist verständlich. Das ist es nämlich, was die Sucht mit Ihnen macht: Sie flößt Ihnen Angst vor der Verbesserung Ihrer Lebensqualität ein und hält sie davon ab. Im Nachhinein, nach dem Aufhören, kann man kaum noch verstehen, warum man den Entschluss so lange vor sich hergeschoben hat. Es ist herrlich, nicht mehr rauchen zu müssen. Manchmal kommt es vor, dass ich mich langweile. Aber ich bin jetzt in der Lage, dass ich es dabei lasse oder dass ich etwas dagegen tue. Die Entscheidung liegt bei mir und ich fühle mich frei zu entscheiden. Weil ich nicht mehr süchtig bin.

**Es ist herrlich, nicht mehr rauchen zu müssen**

## 12. Rauchen in positiv-passiven Situationen

Positiv-passive Situationen sind Situationen, in denen Sie zur Ruhe kommen, soziale Kontakte unterhalten, lesen, fernsehen etc. Was halten Sie von der folgenden Argumentation?

Alles, was gut tut, fördert die Entspannung.
Rauchen tut gut.
Also fördert Rauchen die Entspannung.

Dies scheint eine unwiderlegbare Argumentation zu sein. Und tatsächlich, die Argumentation ist wasserdicht, nur die Prämissen stimmen nicht. Es ist die Argumentation eines Rauchers. Vergleichen Sie diese Argumentation einmal mit der folgenden:

Jede Form von Zwang und Unfreiheit behindert die Entspannung.
Rauchen ist zwanghaft.
Also behindert Rauchen die Entspannung.

Ebenfalls eine wasserdichte Argumentationskette, oder? Es kommt immer darauf an, wie man ein Problem formuliert, welche Ausgangspunkte man wählt. Die Logik liefert die unterschiedlichsten Schlussfolgerungen.

**Auf die Formulierung eines Problems kommt es an**

Nun wollen wir aber die philosophische Argumentation wieder verlassen und uns einer praktischeren Wahrnehmung der Wirklichkeit zuwenden. Ich fange mit einem Beispiel aus meiner persönlichen Rauchervergangenheit an.

Ich singe in einem Laienchor und nach Beendigung der Proben gehen wir immer in eine Kneipe, um noch ein wenig zu plaudern. Wir proben in einer Kirche, in der Rauchen nicht erlaubt ist. Die meisten anderen Chormitglieder fangen sofort nach den Proben an zu schwatzen. Als ich noch rauchte, konnte ich mich nie daran beteiligen, weil ich nach einer Zigarette schmachtete und der langsame Aufbruch der anderen mich mächtig nervte. Das Rauchen verursachte also zunächst eine Form von Stress. Anschließend gingen wir alle zusammen in eine Kneipe, wo ich dann die heiß begehrte Zigarette anzünden konnte. Erst ab diesem Moment fing auch ich an, mich zu entspannen.

Die Entspannung, die das Rauchen bietet, ist eine Verminderung des Stresses, der von den Entzugserscheinungen der vorherigen Zigarette verursacht wird. In Grafik 5 sehen Sie dazu die grafische Darstellung.

In der Grafik ist die vertikale Achse die Entspannungsachse. Je höher der Wert auf der Achse liegt, desto entspannter sind Sie. Die gestrichelte Linie gibt die Entspannungskurve eines Nichtrauchers wieder, wenn er beispielsweise ein Café betritt

*Grafik 5: Rauchen beeinträchtigt die Entspannung*

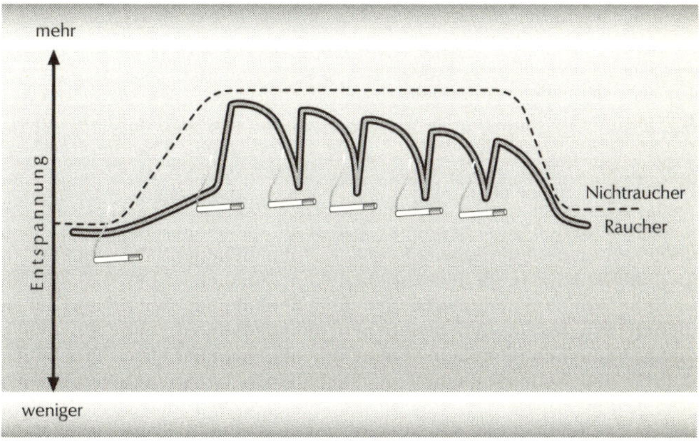

oder auf einem Fest erscheint. Auch beim Nichtraucher dauert es ein wenig, bevor er sich so richtig fallen lassen kann. Ich gehe davon aus, dass der Raucher gerade eine Zigarette geraucht hat, er also ohne Entzugserscheinungen auf das Fest kommt.

Während sich der Nichtraucher immer mehr entspannt, machen sich beim Raucher Entzugserscheinungen bemerkbar. Die Vorstellung, dass er eine Zigarette braucht, bevor er sich wirklich entspannen kann, verhindert seine Entspannung. Erst wenn er eine Zigarette angezündet hat, steigt seine Entspannungskurve. Nach kurzer Zeit entstehen jedoch wieder neue Entzugserscheinungen, sinkt die Entspannungskurve, bis er erneut eine Zigarette angezündet hat. Das wiederholt sich nun den ganzen Abend lang, wobei die Zeitspanne zwischen zwei Zigaretten immer kürzer wird.

**Rauchen beeinträchtigt die Entspannung**

Mit den vielen Zigaretten, die angeblich der Entspannung dienen, werden Sie als Raucher in derselben Situation nie so entspannt sein wie ein Nichtraucher. In Gesellschaft von Nichtrauchern bemüht man sich ständig, den Rauch nicht in die Gesichter der anderen zu blasen. Nach einer Weile merkt man außerdem, dass die Zigaretten nicht mehr so gut schmecken. Man fühlt sich unwohl, weil man mehr raucht, als einem angenehm ist. Die nächste Zigarette soll nun hinausgezögert werden bis zur nächsten Runde. Das wiederum verstärkt jedoch das Entzugsproblem. So ist man in dem Suchtkreis gefangen. Man raucht sich um Kopf und Kragen, aus Verlangen nach Entspannung und um den ständigen Gedanken an Zigaretten zu entkommen. Das Ergebnis ist immer weniger Entspannung.

**Sich um Kopf und Kragen rauchen**

Sucht ist wie ein glitschiger Pfahl. Über dem Pfahl hängt die Möglichkeit zur Entspannung, der Ausweg aus Stress und Langeweile. Jede Zigarette führt Sie zu dieser Stelle, befreit Sie flüchtig von Ihren zwanghaften Gedanken ans Rauchen und lässt Sie dann immer tiefer hinabgleiten in die Abhängigkeit, in die Sucht. Einige Dutzend Mal klettern Sie täglich empor und rutschen daraufhin wieder ab. Finden Sie das ein schönes Spiel? Nein? Dann werde ich Ihnen ein Geheimnis verraten: Niemand zwingt Sie, dieses Spiel zu spielen. Wirkliche Freiheit ist in Reichweite. Lassen Sie den Pfahl los und beenden Sie dieses lächerliche Suchtspiel!

Das Loslassen erfordert Mut, einen Moment echten Mutes, in dem Sie sich für ein besseres Leben entscheiden. Danach geht alles wie von selbst.

Ist es schwer, mit dem Rauchen aufzuhören?

Bestimmt ist es das, aber nur *vor* dem Moment des Aufhörens. Nach dem Aufhören erleben Sie Erleichterung, Befreiung, Energie und Selbstvertrauen.

## 13. Mehr rauchen in bestimmten Situationen

**Wenn der Rauchkonsum völlig aus dem Ruder läuft**

Jeder Raucher kennt Umstände, in denen sein Rauchkonsum völlig aus dem Ruder läuft. Ich habe Ihnen schon von meinen langen Autofahrten erzählt, bei denen ich mich fast um den Verstand rauchte. Aber auch auf Festen rauchte ich bis zu zweimal so viel als sonst. In den vorhergehenden Kapiteln wurden die Situationen, in denen zur Zigarette gegriffen wird, verteilt auf vier Bereiche, die durch die Faktoren positiv – negativ und aktiv – passiv bestimmt sind. Wenn Sie nun für sich den Situationen nachspüren, in denen Sie viel mehr rauchen als üblich, werden Sie feststellen können, dass diese sich auszeichnen durch eine Kombination aus mehreren Faktoren oder einem schnellen Wechsel zwischen mehreren Faktoren. Die langen Autofahrten vermitteln mir zwar vor allem den Faktor Langeweile, aber gleichzeitig muss ich mich auf das Fahren konzentrieren. Auf einer Party geht es nicht nur um Entspannung, oft ist auch Stress beteiligt. Vielleicht fühlen Sie sich verunsichert, weil Sie nur wenige Bekannte sehen. Oder Sie treffen eine sehr attraktive Person. Die Spannung steigt, Gedanken schießen Ihnen durch den Kopf: Soll ich ein Gespräch beginnen? Sehe ich überhaupt gut aus? Soll ich lieber abwarten?

Letztlich gibt es noch einen Grund, warum wir auf Partys mehr rauchen: Seien wir ehrlich, manchmal sind sie schlichtweg langweilig. Wir bleiben manchmal nur, weil wir nichts Besseres vorhaben. Und wir rauchen aus Langeweile.

Manche Menschen rauchen bei Gesellschaftsspielen bis zum Umfallen. Früher nahm ich gelegentlich an einer Kartenrunde teil. Wir spielten Poker, und zwar um Geld. Nicht wirklich um große Beträge, an einem super erfolgreichen Abend kamen nicht mehr als hundert Euro zusammen. Aber wie viel wurde an diesen Pokerabenden geraucht! Es war schließlich eine tolle Stimmung und eine Situation der Entspannung. Man musste sich jedoch auch gut auf die Karten, die schon gespielt waren, konzentrieren. Und dann, mit einer wertlosen Karte in der Hand und mit stählerner Miene, *full house* bluffen. Welch ein Stress!

**Oft kommen mehrere Rauchfaktoren zusammen**

Hier sehen wir drei der vier Rauchfaktoren in enger Zusammenarbeit.

Sind diese Situationen, in denen Sie viel mehr rauchen als sonst, dann auch schwieriger, wenn Sie mit dem Rauchen aufgehört haben?

Die Antwort ist Nein! Wenn Sie einmal aus dem Gedanken- und Gefühlssystem der Sucht herausgetreten sind und das Rauchen mit den Augen eines Nichtrauchers betrachten, dann wissen Sie, dass das Einatmen von Rauch die Gemütlichkeit nicht steigert, keinerlei Unterstützung im Fall von Stress bietet, weder Ihre Selbstsicherheit noch Ihr Konzentrationsvermögen hebt und dass Sie sich dadurch auch nicht weniger langweilen. Natürlich werden Sie in solchen Momenten ab und zu ans Rauchen denken. Sie werden dann denken: Wie wunderbar, dass ich mich nicht mehr zum Rauchen gezwungen fühle, und Sie werden sich viel selbstsicherer fühlen.

**Sich nicht mehr zum Rauchen gezwungen fühlen**

Ja aber – werden Sie vielleicht einwerfen –, auch wenn das Rauchen nichts Gutes für mich tut, es schmeckt mir trotzdem. Ich werde Ihnen in diesem Punkt nicht widersprechen. Noch nicht. Lesen Sie darüber im nächsten Kapitel.
Sind Sie müde? Übersättigt von der Fülle an Information? Dann machen Sie jetzt eine Pause. Rauchen Sie eine Zigarette und versuchen Sie, diese so bewusst wie möglich zu genießen.
Sind Sie fit?
Dann lesen Sie weiter und bereiten Sie sich auf einen kleinen Erdrutsch vor.

## 14. Rauchen schmeckt (nicht)

Dieses Kapitel ist eines der schwierigsten. Schwierig für mich, präzise zu formulieren, was ich meine. Schwierig für Sie zu verstehen, was für einen Raucher so gut wie unbegreiflich ist. Bevor ich beginne, wende ich mich kurz an jene Raucher, denen das Rauchen schon lange nicht mehr schmeckt, die nur noch rauchen, weil sie es nicht lassen können. Dieses Kapitel ist also auch für Sie bestimmt. Denn es gab mal eine Zeit, da schmeckte Ihnen das Rauchen. Und vielleicht schmeckt Ihnen ja die eine oder andere Zigarette von den vielen, die Sie rauchen, immer noch ein wenig. Die Illusion des Geschmacks gehört zu den subtilsten und hartnäckigsten Auswirkungen der Sucht.

Aber kehren wir zum Anfang zurück.

**Über Geschmack lässt sich streiten**

Über Geschmack lässt sich streiten. Was dem einen schmeckt, findet ein anderer widerlich. Es gibt keine objektiven Feststellungskriterien dafür, ob etwas gut schmeckt oder nicht. Was gut schmeckt und was eklig ist, wird zu einem großen Teil von der Kultur, in der man lebt, und von der Erziehung, die man genossen hat, bestimmt. So gibt es auf Erden sehr viele Menschen, für die ein Kuhauge ein Leckerbissen ist oder die Hoden eines Hundes; oder die Weichteile einer Schnecke oder die Zunge eines Ochsen; oder das Bein eines Schweins. Das hängt nur von der Kultur ab, in der man aufgewachsen ist. Bei Nahrungsmitteln gilt ganz besonders, dass der Geschmack vom Vorwissen beeinflusst wird. Die herrlich würzige Suppe, die Sie auf Ihrer Reise im Fernen Osten serviert bekamen, schmeckte so lange gut, bis Ihnen der Wirt stolz erzählte, die Suppenbrühe sei aus frischen Ziegenhoden mit Grashüpfern gewonnen worden.

Manche Gerichte muss man erst schätzen lernen. So mögen viele kleine Kinder den bitteren Geschmack von Rosenkohl oder Chicoree nicht. Später lernt man den Geschmack schätzen, zumindest wenn das Bittere durch eine Sahne- oder Käsesoße gemildert oder mit herzhaften oder süßen Zutaten kombiniert wird. Der bittere Geschmack bleibt in reiner Form unangenehm, verbunden mit anderen Geschmacksrichtungen kann er jedoch als sehr angenehm empfunden werden. Dass der bittere Geschmack an sich abgelehnt wird, hängt damit zusammen, dass er von Ursprung ein Warnsignal vor dem Verzehr giftiger Stoffe ist. Der Körper kennt mehrere dieser eingebauten Warnsignale. Wenn ein Kind aus Versehen einen Schluck klaren Schnaps zu sich nimmt, schreit es vor Abscheu und Schmerz auf: Der Schnaps brennt auf der Zunge und in der Kehle. Wenn ein Kind aus Versehen Rauch einatmet, beginnt es heftig zu husten. Der Körper gibt die Warnung, dass die Qualität der eingeatmeten Luft unzureichend ist. Fast jeder Mensch, der zum ersten Mal in seinem Leben einen Zug Rauch inhaliert, fängt zu husten an, bekommt tränende Augen und eventuell wird ihm sogar schlecht. Die menschlichen Atmungsorgane sind nicht für das Einatmen von Rauch geeignet. Die ersten Zigaretten, die man raucht, schmecken folglich auch nicht. Das ist im Übrigen zugleich der Grund dafür, dass Sie überhaupt süchtig werden konnten. Stellen Sie sich vor, beim Rauchen Ihrer allerersten Zigarette wäre ein derart großartiges Glücksgefühl über Sie gekommen, dass Sie ausgerufen hätten: »Oh, wie unendlich herrlich ist das!« Sie wären sofort gewarnt gewesen vor dem Risiko, süchtig zu werden.

**Unbemerkt süchtig werden**

Aber Sie fanden Ihre erste Zigarette eklig und die zweite und dritte vielleicht auch noch und Sie dachten sich: Das schmeckt so scheußlich, davon werde ich nie süchtig. Also rauchten Sie ab und zu eine Zigarette, nur so, um dazuzugehören, um der Gemütlichkeit willen, weil die Eltern es verboten hatten oder aus welchem Grund auch immer. Und so wurden Sie unbemerkt süchtig und lernten langsam, den Geschmack zu mögen. Wichtig dabei war, dass es den anderen offenbar auch schmeckte und dass man erst richtig dazugehörte, wenn man es ebenfalls gut fand.

Es kommt nur sehr selten vor, dass einem beginnenden Raucher das Rauchen gleich, ab der ersten Zigarette wirklich schmeckt. In solchen Fällen bewirken zusätzliche psychische Gründe, dass das Rauchen schmackhaft gefunden wird. Eine meiner Kursteilnehmerinnen behauptete steif und fest, ihr habe die allererste Zigarette ausgesprochen gut geschmeckt. Sie nannte sie sogar »die beste, die ich je geraucht habe«. Ich bat sie, das Erlebnis zu beschreiben. Sie erzählte von ihrem dominanten Vater, der schrecklich streng und distanziert zu ihr war und sie mit Geringschätzung behandelte. Eines Tages rebellierte sie auf eine ganz eigenwillige Art und Weise gegen die Unterdrückung. Sie holte heimlich, während er seinen Mittagsschlaf hielt, eine Zigarette aus seinem Päckchen und verschwand damit auf die Toilette. Das Rauchen dieser Zigarette war für sie eine Tat größter Selbstständigkeit und zugleich Rache an ihrem Vater. Natürlich schmeckte diese Zigarette vorzüglich.

**Nur selten schmeckt die erste Zigarette wirklich**

Ich habe schon angesprochen, dass psychische Faktoren einen starken Einfluss darauf haben, was uns schmeckt und was nicht. Möglicherweise hatte Ihre erste Zigarette so viel symbolischen Wert für Sie, dass die körperliche Abwehrreaktion von der psychischen Euphorie überschattet wurde. Warum strengt sich die Psyche eigentlich so an, uns glauben zu machen, dass Rauchen gut schmeckt?

**Der Einfluss psychischer Faktoren**

Anfangs steht die reine Erwartung, Rauchen müsse schmecken, im Mittelpunkt. Warum würden denn sonst so viele andere Menschen immer noch rauchen? Wenn Sie dann erst süchtig sind, erschaffen Sie selbst die Illusion, dass das Rauchen schmeckt. Das ist schließlich die einzige Legitimation für eine Handlung, die darüber hinaus nur Nachteile mit sich bringt. Warum würden Sie sonst viel

Geld dafür ausgeben, um auf Kosten Ihrer Gesundheit, Ihrer Vitalität, Ihrer Selbstachtung x-mal am Tag Rauch einzuatmen, wenn es Ihnen gar nicht schmecken würde?
Rauchen muss ja schmecken, denn immer wieder verspüren Sie große Lust auf eine Zigarette. Sie zünden sich eine an und daraufhin ist Ihre Lust befriedigt. Wenn ein sehnlicher Wunsch erfüllt wird, so ist das befriedigend. Beim Rauchen ist der sehnliche Wunsch jedoch eine Qual, aus der Sie durch die »schmackhafte« Zigarette kurzzeitig erlöst werden. Gleichzeitig wird schon die Basis für die kommende Qual in Form einer erneuten Dosis Nikotin im Blut gelegt.
Reihen Sie sich etwa im Postamt vorsätzlich bei dem Schalter mit der längsten Warteschlange ein, weil es dann besonders schön ist, wenn Sie an die Reihe kommen? Suchen Sie sich die Autobahn mit dem längsten Stau aus, weil es nach einem Stau so toll ist, ganz schnell auf hundertzwanzig Stundenkilometer zu beschleunigen? Ziehen Sie Ihren Gürtel absichtlich zwei Löcher zu eng, weil es nach einer Stunde so wunderbar ist, ihn wieder zu lösen? Besorgen Sie sich bewusst Dutzende Male am Tag Entzugserscheinungen, weil es so herrlich ist, diese wieder außer Kraft zu setzen?

**Das ist der »gute Geschmack« des Rauchens**

Das ist der gute Geschmack des Rauchens.

Der Raucher denkt:
Ich bin süchtig, weil das Rauchen so gut schmeckt.

Die Wirklichkeit ist:
Rauchen schmeckt, weil ich süchtig bin.

Es ist eines der charakteristischen Kennzeichen von Sucht, etwas Widerliches fein zu finden. Können Sie sich vorstellen, dass es angenehm ist, dreißig Dosen Bier am Tag zu trinken? Ein Alkoholkranker findet es angenehm. Können Sie sich vorstellen, dass es angenehm ist, ein scharfes, weißes Pulver zu schnupfen? Versuchen Sie es einmal mit Backmehl. Ich versichere Ihnen: Es tut weh. Der Kokain- oder Amphetaminsüchtige empfindet das Schnupfen jedoch als sehr angenehm. Können Sie sich vorstellen, dass es schön ist, sich eine Nadel durch die Haut in die Ader zu stechen? Der Heroinjunkie findet das wirklich klasse.

Es hat sich herausgestellt, dass jede Sucht eine Art Hemmschwelle hat durch die abstoßende Art, wie das Suchtmittel eingenommen werden muss. Bei anderen Suchterkrankungen erfolgt nach Überwindung der Schwelle sofort die Belohnung in Form eines anregenden oder entspannenden Rauschzustands. Beim Rauchen besteht die einzige »Belohnung« darin, vorübergehend von den Entzugserscheinungen der vorherigen Zigarette befreit zu sein.

Wie wäre es mit einem Experiment, bei dem Sie sofort die Probe aufs Exempel machen können?

**Entzugserscheinungen sind wie ein Juckreiz**

Dazu möchte ich, dass Sie jetzt, während Sie lesen, mit der rechten Hand ganz kräftig den linken Handrücken kratzen. Machen Sie das ungefähr zehn Sekunden lang. Ist es Ihnen angenehm?

Nein, es tut sogar ein bisschen weh, es stellt sich ein brennendes Gefühl ein. Wenn Sie an der Stelle nun einen Mückenstich gehabt hätten, wäre das Kratzen sehr wohl angenehm gewesen.

Die Entzugserscheinungen nach einer Zigarette können Sie mit Juckreiz vergleichen. Das Rauchen der nächsten Zigarette entspricht dem Kratzen. Während des Kratzens spüren Sie den Juckreiz nicht und Sie empfinden das Kratzen als angenehm.

Frage: Ist Kratzen schön oder nicht schön?

Antwort: Es ist nur dann schön, wenn vorher ein Juckreiz vorhanden war.
Dieselbe Frage: Schmeckt Rauchen oder schmeckt es nicht?
Antwort: Es schmeckt nur dann, wenn vorher Entzugserscheinungen vorhanden waren.
Sie sind Raucher. Sie sind süchtig und deshalb ist es ganz normal, dass Ihnen das Rauchen schmeckt. Wenn Sie jetzt wieder eine Zigarette anzünden, sagen Sie sich nicht: »Wie dumm, schlaff oder schlecht von mir, dass mir das schmeckt.« Denken Sie sich: Wie bizarr diese Sucht doch ist, dass es mir sogar angenehm geworden ist, Rauch einzuatmen.
Ab dem ersten Augenblick, an dem Sie Ihre Sucht hinter sich lassen, sofort am ersten Tag nach dem Aufhören wird Ihnen das Rauchen nicht mehr schmecken. Und Sie werden froh und erleichtert sein, dass Sie keinen Rauch mehr einatmen müssen, um sich weniger schlecht zu fühlen. Keinen Zwang mehr spüren, etwas zu tun, was Sie in Ihrem tiefsten Herzen schlichtweg eklig finden, das ist eine wirkliche Befreiung. Ein großes Aufatmen! Wieso würde dieses Buch wohl sonst so heißen?

**Nach dem Aufhören werden Sie froh und erleichtert sein**

## 15. Der Beginn der »Raucher-Karriere«

Sucht ist eine sehr merkwürdige Konstellation verschiedener Faktoren wie Abhängigkeit, Zwangsvorstellungen, Wahnideen und Schuldgefühle. Wer einmal süchtig ist, fragt sich kaum mehr, wie diese Sucht überhaupt entstehen konnte. Die meisten Raucher finden, es sei einfach dumm, schlaff oder schlecht von ihnen gewesen, dass sie damit angefangen haben. Aber war das wirklich so?

In diesem Kapitel werfen wir einen Blick in die Vergangenheit.
Ich möchte, dass Sie sich gedanklich zurückversetzen in jene Phase Ihres Lebens, als Sie mit dem Rauchen anfingen. Damit meine ich nun nicht die einzelnen Zigaretten, die Sie vielleicht heimlich als Kind mit einem Freund geraucht haben. Ich meine die Zeit, als Sie langsam, aber sicher immer regelmäßiger rauchten, bis Sie nicht mehr damit aufhören konnten. Vielleicht war das noch während Ihrer Schulzeit, vielleicht später, im ersten Job, bei einer weiteren Berufsqualifizierung oder während der ersten Arbeitslosigkeit. Wenn Sie möchten, schließen Sie nach diesem Absatz kurz die Augen und denken Sie einmal zurück an die Menschen, mit denen Sie damals zusammen waren, die Dinge, die Ihnen damals Spaß gemacht haben, die Schwierigkeiten, die Sie damals vielleicht hatten. Versuchen Sie, sich zu erinnern, wie Sie sich in der Zeit gefühlt haben. Waren Sie noch in der Pubertät mit den dazugehörigen Gefühlen der Unsicherheit? Oder war es später? Gerade mal auf den eigenen Beinen stehend, voller Unsicherheit über das Leben und sich selbst?

**Ein Blick in die eigene Vergangenheit**

Eine Sucht fängt fast immer in einer Lebensphase an, in der wir wenig Selbstsicherheit und kein klares Bild der eigenen Identität sowie der Zukunftsperspektiven besitzen. Viele Menschen sind sich übrigens dieser Unsicherheiten gar nicht bewusst. Ich fing kurz vor meinem achtzehnten Lebensjahr zu rauchen an, als ich gerade aus dem elterlichen Haus ausgezogen war und in der Großstadt meinen ersten Job hatte. Erst viel später wurde mir bewusst, wie schrecklich einsam ich in diesen Jahren gewesen war. Aber damals dachte ich, dass das normal sei, dass es im Leben ab und zu fröhlich zuging, wenn man etwas Schönes erlebt hatte, und es ansonsten eben einsam war. Damals zählte es so unglaublich viel, irgendwo dazuzugehören, sodass ich keinen Moment zögerte, als die ersten Joints herumgereicht wurden. Die Zigaretten folgten bald und auch dabei hatte ich keinerlei Bedenken. Ich habe bestimmt fünf Jahre lang regelmäßig Haschisch und Marihuana geraucht, bis ich bemerkte, dass ich es eigentlich gar nicht besonders mochte. Ich habe mehr als fünfundzwanzig Jahre Tabak geraucht, bevor ich mir klar darüber wurde, dass es mir eigentlich gar nicht schmeckt.

Eine Sucht entsteht also sehr häufig während einer Phase der Unsicherheit oder einer Zeit der Spannungen. Eine wichtige Eigenschaft der Sucht ist, dass sie sich selbst erhält. Eine Sucht verschwindet nie von alleine, auch dann nicht, wenn das Leben wieder in ruhigeren Bahnen verläuft. Es bedarf immer einer bewussten Entscheidung, um sich aus der Sucht zu befreien.

**Eine Sucht erhält sich selbst**

Dieses Buch zeigt Ihnen, wie Sie diese Entscheidung treffen können. Es wird sich herausstellen, dass Rauchen schon lange nicht mehr zu Ihnen passt, dass es nur ein Überbleibsel aus einer fernen (oder weniger fernen) Vergangenheit ist, von dem Sie sich ohne weiteres von einem Tag auf den anderen völlig schmerzlos trennen können.

Auch wenn Ihr Leben noch nicht geordnet ist oder Sie sich wieder in einer schwierigen Phase befinden, werden Sie erkennen, dass Rauchen die Probleme nur verstärkt. Wenn Sie aufgehört haben zu rauchen, werden Sie erstaunt sein, dass es so lange gedauert hat, bis Sie damit Schluss gemacht haben.

Sie wurden einmal vor langer Zeit zu einem süchtigen Raucher. Es fing damit an, dass Sie ab und zu eine Zigarette rauchten, weil Sie das Gefühl des Zusammenseins mit anderen dringend brauchten. Durch das Rauchen gehörten Sie dazu. Vielleicht war es für Sie gleichbedeutend mit Erwachsensein. Versetzen Sie sich in Gedanken noch einmal in diese Zeit zurück und erkennen Sie, dass Sie in aller Unschuld nicht die leiseste Ahnung hatten, was auf Sie zukommen würde.

War es dumm von Ihnen oder schlecht oder schwach?

Aber nein, es lag einfach auf der Hand. Im Nachhinein können Sie sehen, dass es Ihnen nur Nachteile eingebracht hat. Im Nachhinein können Sie sagen, dass es ein Irrtum war, mit dem Rauchen angefangen zu haben, ein Irrtum zwar mit weit reichenden und langwierigen Folgen, aber dennoch nicht mehr als ein Irrtum. Sie kennen doch den Ausdruck »Irren ist menschlich«? Das also sind Sie.

**Irren ist menschlich**

Weiter hinten in diesem Buch werden Sie lesen, wie die Rauchsucht durch negative Gefühle wie Selbstvorwürfe und Schuld am Leben erhalten bleibt. Jetzt möchte ich Ihnen folgende Frage vorlegen: Wenn jemand, den Sie sehr lieben, Ihr Kind, Ihr Geliebter, Ihre beste Freundin, wenn einer dieser Menschen einem Irrtum erliegt und das erst später bemerkt, würden Sie ihm/ihr dann auch noch einen zusätzlichen Tritt geben, indem Sie sich verärgert über den Irrtum zeigen oder voller Vorwürfe sind? Oder würden Sie Verständnis und Unterstützung zeigen? Wenn Sie sich für letztere Möglichkeit entscheiden, warum behandeln Sie sich dann selbst schlechter, als Sie jemand anderen behandeln?

Akzeptieren Sie, dass Sie menschlich sind und dass Sie einem Irrtum erlegen sind. Akzeptieren Sie, dass Ihre Nikotinabhängigkeit ein Irrtum war, den Sie in Kürze korrigieren werden. Hören Sie auf, sich Ihre Abhängigkeit vorzuwerfen. Sie tun sich mit den Vorwürfen keinen Gefallen, im Gegenteil: Damit halten Sie Ihre Sucht aufrecht! Schauen Sie auf das Kind, den Jugendlichen oder den unsicheren Menschen, der Sie waren, als Sie in die Falle der Rauchsucht gerieten. Hören Sie auf, diesen Irrtum und sich

selbst zu verurteilen. Betrachten Sie sich mit Verständnis, mit Mitgefühl, mit Liebe. Und erkennen Sie für sich ohne Schuld und ohne Vorwurf, sondern mit Verständnis und Aufmerksamkeit: Ich bin süchtig.
Bleibt noch eine Frage: Wollen Sie Ihr ganzes Leben lang süchtig bleiben? Oder möchten Sie einen Schlussstrich ziehen?
Die Entscheidung wird durch die Sucht selbst nicht beeinträchtigt. Die Entscheidung ist frei! Entscheiden Sie sich für die Sucht? Dann bleiben Sie Raucher. Legen Sie dieses Buch zur Seite und versuchen Sie, jede Zigarette zu genießen. Lesen Sie erst weiter, wenn Sie entdeckt haben, dass man nicht rauchen kann, ohne süchtig zu sein. Und dass es keine Sucht ohne Zwänge und Unfreiheit gibt. Und dass Sie sich unter dieser selbst auferlegten Unfreiheit nie wirklich gut fühlen können.

**Sie können sich frei entscheiden**

Entscheiden Sie sich dafür, Ihre Sucht zu beenden, wie viel Angst auch immer Sie in diesem Moment davor haben? Entscheiden Sie sich für ein Leben ohne Abhängigkeit, ohne Selbstverstümmelung, auch wenn Sie jetzt noch nicht sehen können, wie das gehen soll? Entscheiden Sie sich dafür, weil Sie eigentlich keine andere Wahl mehr haben? Dann lesen Sie weiter und entdecken Sie den merkwürdigen Fluchtweg aus dem Gefängnis der Sucht.

## 16. Rauchen war immer so etwas Normales

Dass es so leicht war, vom Rauchen abhängig zu werden, hängt unter anderem auch damit zusammen, dass es in unserer Gesellschaft als ein ziemlich normales Phänomen betrachtet wird. Die Meinung, Rauchen sei eigentlich ein großes gesellschaftliches Problem, gegen das etwas unternommen werden müsste, setzt sich erst seit wenigen Jahren durch und wird noch lange nicht von allen Menschen geteilt. Rauchen erscheint uns so normal, weil wir seit unserer Kindheit daran gewöhnt sind.

Ich bin 1950 geboren. In den fünfziger Jahren rauchten mehr als 90 Prozent der Männer in den Niederlanden. Auf Geburtstagsfeiern bot die Gastgeberin nicht nur Schalen mit Gebäck an, sondern auch eine Schachtel mit verschiedenen Zigarettenmarken. Auf Partys standen neben den Schälchen mit verschiedenen Snacks auch Gläser mit Zigaretten. Mein Vater rauchte die Marke Golden Fiction, was so viel wie goldene Illusion bedeutet. Die typische Art und Weise, wie er eine Zigarette vor dem Anzünden auf seinen Daumennagel fallen ließ, um lose Tabakkrümel herauszuklopfen, sehe ich immer noch deutlich vor mir. Und das, obwohl er bereits vor 35 Jahren mit dem Rauchen aufgehört hat! Damals versprach er mir eine Armbanduhr, wenn ich bis zu meinem achtzehnten Geburtstag nicht rauchen würde. Aber ich verließ mit siebzehn und entsprechend unsicher das elterliche Haus. Die Uhr habe ich mir nie verdient.

**Rauchgewohnheiten anderer Familienmitglieder**

Während meiner Seminare frage ich die Teilnehmer immer nach den Rauchgewohnheiten der Eltern. Bei mehr als 90 Prozent zeigte sich, dass bis zu ihrem fünften Lebensjahr ein Elternteil oder beide Eltern rauchten. Bei den übrigen 10 Prozent gab es, wie ich durch Nachfragen herausfand, meistens einen älteren Bruder oder eine Schwester oder andere Familienmitglieder im Haushalt, die rauchten. Es ist eine bekannte, psychologisch begründete Tatsache, dass in den ersten drei bis fünf Lebensjahren die »Selbstverständlichkeiten« geprägt werden. Auf selbstverständliche Art und Weise lernt man die Sprache, seine Art, auf Kritik oder Komplimente zu reagieren, wie man sich selbst im Verhältnis zu anderen Menschen sieht, wovor man Angst hat usw. Das, was die Eltern sagen, ist dabei weniger von Belang als das, was sie tun. Sie können noch so oft sagen, dass Rauchen schlecht ist und dass du nie eine Zigarette anfassen darfst. Solange sie jedoch selbst rauchen oder geraucht haben, schlussfolgerst du: Das muss wohl ganz besonders gut schmecken, weil sie es trotzdem tun, obwohl es so schlecht ist.

So wird uns schon in frühester Jugend vermittelt, dass Rauchen zum Erwachsensein gehört, dass es zwar ziemlich schlecht ist, aber trotzdem (oder gerade deshalb) auch sehr gut schmeckt. So ähnlich wie beim Thema Sex, worüber in meiner Jugend auch viel Negatives verbreitet wurde. Sowohl beim Rauchen als auch beim Sex habe ich alle elterlichen Warnungen in den Wind geschlagen. Leider im ersten, glücklicherweise im zweiten Fall.

**»Rauchen gehört zum Erwachsensein«**

Die Selbstverständlichkeit des Rauchens wird uns auch anderweitig schon früh beigebracht, nämlich über die Medien. In älteren Filmen zündet sich der Held regelmäßig eine Zigarette an und die Art und Weise, wie etwa Humphrey Bogart das machte, hat bei Millionen von Männern Nachahmung gefunden. Im Fernsehen ist Werbung für Tabak und Zigaretten inzwischen verboten, im Kino, in den Druckmedien und auf der Straße jedoch noch nicht. Alle Tabakfirmen zusammen geben jährlich allein schon in Deutschland mehr als 300 Millionen Euro für Zigarettenwerbung aus.

**Der Einfluss der Medien**

Diese Werbung ist übrigens eine merkwürdige Sache. Im Allgemeinen dient sie der Verkaufsförderung eines Produkts. Dabei geht es darum, neue Abnehmer zu werben und in Konkurrenz zu anderen Herstellern zu treten. Der entscheidende Grund, weshalb jemand zu rauchen beginnt, ist aber nicht die Werbung. Man fängt zu rauchen an, weil andere rauchen und weil man dazugehören möchte. Werbung hat darauf höchstens indirekt eine Wirkung, indem sie darauf abzielt, ein Zugehörigkeitsgefühl zu suggerieren. Auch die zweite wichtige Zielsetzung der Werbung, nämlich eine konkurrierende Position zu anderen Marken einzunehmen, hat bei Tabakwaren kaum Wirkung. Jeder Raucher weiß, dass man die Marke, an die man sich gewöhnt hat, selten ändern wird. Ich habe in den fünfundzwanzig Jahren, in denen ich Raucher war, höchstens drei oder vier verschiedene Marken geraucht. Wofür werden eigentlich jährlich diese 300 Millionen Euro ausgegeben?

**Werbung ist eine merkwürdige Sache**

Sehen wir uns den Inhalt der Zigarettenwerbung einmal an. Die Werte, die dort propagiert werden, sind unter anderem Abenteuer, Kraft, Mut, Gesundheit, Jugendlichkeit, Attraktivität, Selbstständigkeit und sich rundum wohl fühlen. Stellen Sie diesen Werten nun die Gefühle gegenüber, die jedem Zigarettenabhängigen als direkte Folge des Rauchens bekannt sind.

| In der Werbung ist Rauchen verbunden mit: | Der Raucher erlebt: |
|---|---|
| • Abenteuer | • Aussichtslosigkeit |
| • Kraft | • Schlaffheit |
| • Mut | • Angst |
| • Gesundheit | • Beeinträchtigung der Gesundheit |
| • Jugendlichkeit | • körperlichen Verfall |
| • attraktiv sein | • schmuddelig und abstoßend sein |
| • Selbstständigkeit | • Abhängigkeit |
| • sich wohl fühlen in der eigenen Haut | • sich selbst nicht leiden können |

Diese Gegensätze bringen den wichtigsten Grund für die vielen Werbemillionen in der Zigarettenbranche ans Licht. Wichtiger als das Gewinnen neuer Raucher oder das Rivalisieren mit anderen Marken. Und höchstes Ziel ist, die vielen süchtigen Raucher bei ihrer Sucht zu halten.

Jeder Raucher erlebt jeden Tag die negativen Folgen des Rauchens. Durch die Werbung werden diese negativen Gefühle einigermaßen ausgeglichen. Wir als bewusste, moderne, intelligente, emanzipierte, entwickelte Menschen lachen natürlich über den Macho-Cowboy, der nach dem Brandmarken der Rinder seinen Kaffee trinkt und sich eine lässig-coole Zigarette anzündet. Natürlich ist uns bewusst, dass es sich hier um einen bezahlten Schauspieler handelt, der sich einen Moment der Ruhe mit einer Zigarette gönnt, nachdem er die gefährliche Stromschnelle im Urwald bezwungen hat. Aber glauben Sie, dass die Werbung ins Leere geht, wenn man weiß, wie sie funktioniert? Denken Sie wirklich, die Tabakindustrie gebe so viel Geld für Werbung aus, nur um Sie ab und zu zum Lachen zu bringen?

**Höchstes Ziel der Werbung ist, die Raucher bei ihrer Sucht zu halten**

Die Vertreter der Branche wissen ebenso gut, dass ihre Werbemethoden durchschaut werden. Das macht aber nichts, denn die Bilder und ihre Suggestionskraft verfehlen ihre Wirkung dennoch nicht. Die suggerierte positive Ladung der Werbung hält bei sehr vielen Rauchern die falsche Annahme aufrecht, Rauchen sei eine feine Sache und trage zur guten Stimmung bei, ein Raucher könne sich ebenso gesund und stark fühlen und man könne sich auch als Raucher frei fühlen.

Seien Sie ehrlich zu sich selbst, wenn Sie über die folgende Frage nachdenken. Wie lange schon denken Sie im Hinterkopf ab und zu: Könnte ich doch nur einige wenige Zigaretten am Tag rauchen, nur die wenigen, die mir wirklich schmecken, und könnte ich doch die anderen einfach lassen?

Nun, jedes Mal, wenn Sie in einer Reklame einen Raucher sehen, der in höchstem Maß mit seinem Leben, mit sich selbst und mit dem Rauchen zufrieden ist, wird die Illusion, es wäre überhaupt möglich, mit dem Rauchen zufrieden zu sein, am Leben erhalten. Jedes Mal, wenn Sie in der Werbung jemanden sehen, der sich wirklich völlig frei zu fühlen scheint und gleichzeitig eine Zigarette raucht, wird die Illusion, es sei möglich, ein freier, also nicht-süchtiger Raucher sein zu können, am Leben erhalten.

Wären Sie wirklich frei, sich eine Zigarette anzuzünden oder auch nicht, oder anders ausgedrückt, wäre Rauchen keine Sucht, glauben Sie wirklich, dass Sie dann drei oder vier Zigaretten täglich rauchen würden?

Natürlich nicht: Für jemanden, der nicht süchtig ist, schmecken Zigaretten einfach grässlich. Warum sollten Sie etwas tun, das Ihnen zuwider ist, auch wenn es nur drei- oder viermal am Tag ist?

Rauchen erscheint dem Süchtigen nur so erstrebenswert, weil es ihn kurzfristig von seinen zwanghaften Gedanken an Zigaretten befreit, weil es ihn kurzfristig von den schleichenden Entzugserscheinungen erlöst.

**Rauchen befreit nur kurzfristig von zwanghaften Gedanken**

Nur wenn Sie keine zwanghaften Gedanken mehr haben, wenn Sie kein quälendes Verlangen länger beherrscht, kurz: Wenn Sie nicht mehr süchtig sind, dann werden Sie den Unterschied zwischen den Neppwerten der Tabakwerbung und Ihren eigenen, authentischen Gefühlen spüren. Dann fühlen Sie sich erst wirklich stark und selbstständig, gesund und vital.

Vor kurzem fiel mein Blick auf eine Reklame für Tabak, die mit großen Buchstaben die Losung »Kein Käfig, keine

Herde« präsentierte. Wenn man erst einmal dem Suchtkäfig entkommen ist, wenn man einmal wieder zu einem eigenständigen Urteilsvermögen über das Rauchen fähig ist, wird einem der bittere Humor dieser Reklameaussage bewusst. Sie erinnert mich an den Spruch über dem Eingangstor des Konzentrationslagers Auschwitz »Arbeit macht frei«. Der Vergleich ist meiner Meinung nach nicht übertrieben oder Ausdruck fehlenden Respekts vor den sechs Millionen Opfern des Nazi-Regimes in Deutschland. Weltweit sterben jährlich mehr als sechs Millionen Menschen an den Folgen des Rauchens. Wobei der Vergleich natürlich hinkt. Es ist ein großer Unterschied, ob man durch andere zerstört wird oder ob man sich selbst zerstört. So tragisch die vielen Opfer des Rauchens auch sein mögen, es liegt in der Verantwortung der Raucher selbst. Es ist aber ausgesprochen zynisch, dass noch immer Werbung für diese schleichende Form der Selbstzerstörung gemacht wird. Für jene, die ihre letzten Monate in einer Fachklinik für Onkologie verbringen, und für deren Angehörige muss die Tabakwerbung sehr bitter sein.

## 17. Die Vorteile der Sucht

Hat es Vorteile, süchtig zu sein?
Das hängt vom eigenen Standpunkt ab. Objektiv gesprochen oder besser gesagt, vom Standpunkt eines Nicht-Süchtigen aus hat es keinerlei Vorteile, süchtig zu sein. Es geschieht deswegen auch nie, dass jemand die Vor- und Nachteile gegeneinander abwägt und sich dann dafür entscheidet, für eine Weile süchtig zu werden. Für den Süchtigen aber hat es in einer gewissen Weise sehr wohl Vorteile, süchtig zu sein. Es kann nützlich sein zu erkennen, wie man

sich selbst – bewusst, oft jedoch auch unbewusst – an diese scheinbaren Vorteile klammert. Aber beginnen wir doch noch einmal beim Anfang.

Als Sie mit dem Rauchen anfingen, konnte Ihnen die Zigarette den Vorteil des Dazugehörens bieten. Für andere war das Rauchen auch ein Beweis für ihre Selbstständigkeit, eine Tat des Widerstands gegen die Eltern oder die Befriedigung ihrer Abenteuerlust. Diese Vorteile haben sich verloren, als Sie bemerkten, dass Sie süchtig geworden waren. Aufgrund der zunehmenden Tendenz gegen das Rauchen in unserer Gesellschaft verschiebt sich das »Dazugehören« übrigens mehr in die Richtung eines »nicht mehr Dazugehörens«.

**Die anfänglichen Vorteile einer Sucht verblassen schnell**

Sobald man süchtig geworden ist, verblassen die anfänglichen Vorteile und es ergeben sich neue Vorteile aus dem Süchtigsein. An anderer Stelle wurde bereits auf den Placebo-Effekt des Rauchens hingewiesen. Dadurch scheint es, dass durch das Rauchen die Konzentration gefördert, die Langeweile vertrieben, der Stress eingedämmt sowie Geselligkeit gefördert und echte Entspannung ermöglicht würde. Inzwischen ist deutlich geworden, dass diese Wirkungen nur scheinbar auftreten und dass in Wirklichkeit genau das Entgegengesetzte passiert. Das Rauchen beeinträchtigt die Konzentrationsfähigkeit, es behindert echte Entspannung, es steigert den Stress und vermindert das Wohlbefinden in langweiligen Situationen. Es handelt sich um eine Illusion, die das Gegenteil der Wirklichkeit ist. Lassen Sie uns diese Illusion durch die Sucht näher betrachten.

An der Wurzel der hier aufgeführten suchtbedingten Illusionen liegt die irrige Vorstellung, dass Rauchen gut schmeckt. Oder genauer gesagt: Es hat den Anschein, dass sich Ihre Stimmung verbessert, wenn Sie eine Zigarette rau-

chen. In Wirklichkeit hebt die Zigarette nur die Entzugsproblematik auf, befreit Sie nur vorübergehend von Ihrem zwanghaften Denken an Rauchen. Durch die Zigarette fühlen Sie sich nicht besser, sondern weniger schlecht.
Die Illusion der Stimmungsverbesserung hat noch einen weiteren Vorteil. Sie vermittelt Ihnen zusätzlich die Illusion, Sie hätten die Kontrolle über Ihre Stimmung. Denn, bedenken Sie einmal: Sie fühlen sich traurig und nach einer Zigarette fühlen Sie sich weniger traurig. Sie sind ein bisschen nervös und blockiert und eine Zigarette beruhigt Sie. Sie sind äußerst angespannt und nach einer Zigarette ist ein Teil des Stresses wie aufgelöst. Sie haben also ein Zaubermittel in der Hand, das in wenigen Sekunden Ihre Stimmung aufhellen kann!
Die Möglichkeit der Kontrolle über Ihre Gefühlslage ist der große, scheinbare Vorteil der Sucht. Deshalb beginnen Abhängigkeiten häufig während einer Phase der Unsicherheit, wenn es viele Stimmungsschwankungen gibt, wenn man sich wie ein Spielball der eigenen Emotionen erlebt. Dann sind da plötzlich Zigaretten, die Ihnen Einfluss auf Ihre Gefühlslage geben. Ein kleiner Anker in einer unsicheren Welt. Daher kommt es auch, dass viele Raucher die Zigarette als Muntermacher betrachten, als ihren Rückhalt oder wie einen treuen Kumpel, der immer für sie da ist.

**Abhängigkeiten beginnen oft während einer Phase der Unsicherheit**

Der Vergleich ist eigentlich völlig absurd, wenn wir uns die wahre Wirkung des Rauchens ansehen. Denn stellen Sie sich einen wirklich treuen Kumpel vor. Wenn Sie Schmerzen haben, lindert er Ihren Schmerz. Wenn Sie Differenzen mit Freunden haben, vermittelt er und sorgt für ein friedliches Miteinander. Wenn Sie Angst haben, beschützt er Sie. Eines Tages entdecken Sie jedoch etwas Schreckliches: Derselbe Freund, der Ihre Schmerzen lindert, verursacht

Ihr Leid, indem er Sie heimlich vergiftet. Es ist Ihr treuer Freund, der hinter Ihrem Rücken Ihre Freunde gegen Sie aufhetzt, bevor er wieder Frieden stiftet. Derjenige, bei dem Sie Rückhalt gesucht haben, hat Ihre Angst erst ausgelöst und Sie dann davor in Schutz genommen. Würden Sie die Freundschaft mit diesem Kerl erhalten? Besonders, da Sie jetzt wissen, dass er Ihnen mit seinem Doppelspiel langsam, aber sicher den Kragen umdreht?

**Rauchen ist ein falscher Freund**

Ich gebe zu, dieses Beispiel klingt ziemlich pathetisch: Der vermeintlich beste Freund versucht Sie insgeheim zu zerstören. Für mehr als hundertzwanzigtausend Deutsche pro Jahr ist das aber traurige Wirklichkeit: Sie sterben an ihrem Rückhalt, ihrem treuen Begleiter, ihrem Muntermacher.

In Zeiten der Unsicherheit klammert man sich fest an die Illusion der Beherrschung der eigenen Stimmung. Das ist der oberflächliche Vorteil der Sucht. Nur, hinter diesem Vorteil verbirgt sich ein grässlicher Nachteil. Er ist so gut versteckt, dass Sie schon sehr genau hinsehen müssen. Der Nachteil zeigt sich, wenn Sie Ihr eigenes Verhalten als Ausdruck Ihres Selbstbildes betrachten. Denn immer dann, wenn Sie sich unsicher fühlen und die Unsicherheit mit einer Zigarette verscheuchen, sagen Sie unbemerkt zu sich selbst: »Ich bin zu unsicher, um diese Situation selbst zu bewältigen.« Jedes Mal, wenn Sie erst eine Zigarette anzünden müssen, um in einer angespannten Situation funktionieren zu können, sagen Sie unbemerkt zu sich selbst: »Ich bin zu nervös, zu schwach, um diese Situation selbstständig zu meistern.« Eine Zigarette lässt Sie an die Illusion glauben, Sie hätten Ihre Stimmung unter Kontrolle. In Wirklichkeit wird jedoch Ihr Empfinden von Eigenständigkeit immer weiter reduziert. Immer wenn Sie Ihre Sucht einsetzen, um einer schwierigen

**Die Illusion, seine Stimmung unter Kontrolle zu haben**

Situation die Stirn zu bieten, sagen Sie zu sich selbst: »Ich kann diese Situation nicht eigenständig bewältigen.« Immer, wenn Sie eine Illusion einsetzen, um Schwierigkeiten oder Unsicherheiten aus dem Weg zu räumen, schwächen Sie nur sich selbst und vergrößern diese Schwierigkeiten.

Bei anderen Abhängigkeiten ist dieser Effekt viel deutlicher sichtbar. Bei einem Alkoholabhängigen oder einem Heroinsüchtigen können Sie das sehr gut sehen: Die Abhängigkeit beginnt in der Hoffnung, mit gewissen Schwierigkeiten besser klar zu kommen. Nach einer gewissen Zeit jedoch nehmen die Probleme nur noch mehr zu. Der Süchtige verliert seine Freunde, gerät immer mehr in Isolation, wird ein Wrack. Bei der Rauchsucht ist dieser Effekt – wenngleich viel weniger sichtbar – derselbe. Rauchen ist ein Mittel, um die eigene Unsicherheit und Abhängigkeit zu kompensieren. Unsicherheit und Abhängigkeit nehmen dadurch aber nur zu.

**Rauchen kompensiert die eigene Unsicherheit**

Immer wenn eine Situation ungewiss ist oder langweilig oder Sie sich konzentrieren müssen, entsteht der Zwang, eine Zigarette anzuzünden. In diesem Augenblick fühlen Sie sich ohnmächtig. Das Gefühl der Ohnmacht verstärkt zugleich das Gefühl, ein Opfer zu sein, nämlich das Opfer Ihrer Sucht. Auch darin ist ein verborgener Vorteil enthalten. Ein Opfer kann nämlich immer die Schuld auf andere schieben. Alle Schwierigkeiten kommen durch die neurotischen Eltern, einen egoistischen Partner, schwierige Kinder, den blöden Job und so weiter. Und bei so viel Pech brauchen Sie wieder eine Zigarette, um den Kopf über Wasser zu halten.

Jedes Mal, wenn Sie Probleme haben oder eine schwierige Situation vor Ihnen steht, fühlen Sie sich als Opfer und damit ohnmächtig und abhängig. Sie sagen sich dann: »Es ist vernünftiger, wenn ich noch etwas warte, bevor ich mit dem Rauchen aufhöre.« Und Sie nehmen sich vor, dann aufzuhören, wenn Ihr Leben wieder in geregelteren Bahnen verläuft. Verläuft es dann in geregelteren Bahnen, sind Sie wiederum viel besser in der Lage, störende Gedanken und Gefühle wegzuschieben: Sie fühlen sich einigermaßen gut, außer in Bezug auf das Rauchen, aber damit müssen Sie sich ja nicht unbedingt beschäftigen.

So liefert die Opferrolle des Süchtigen eine ausgezeichnete Begründung dafür, weiter zu rauchen. Abhängigkeit erhält sich selbst, indem sie Angst produziert vor allem, was nach Unabhängigkeit riecht oder in die Nähe von Selbstsicherheit kommt, Angst vor allen Folgen des Aufhörens.

Der größte Vorteil Ihrer Sucht ist, dass Sie klein und abhängig gehalten werden anstatt selbstständig zu sein, dass Sie Opfer Ihrer Vergangenheit sind und nicht verantwortlich für Ihr jetziges Leben. Was soll daran vorteilhaft sein, fragen Sie sich vielleicht?

Nun, das ist der Vorteil: Es ist sicher und vertraut! Wir fühlen uns schon ein ganzes Leben lang als Opfer und es gibt Sicherheit, die Schuld auf andere schieben zu können.

**Es ist einfacher, die Schuld auf andere schieben zu können**

Und außerdem haben wir uns so an das mittelmäßige Gefühl gewöhnt, an diesen bequemen Mittelweg zwischen Glück und Unglück. Ja, Sucht hat einen großen Vorteil, den Vorteil der Mittelmäßigkeit, den Vorteil, dass wir uns nicht mit unseren Ängsten konfrontieren müssen, den Vorteil, dass wir dem Leben aus dem Weg gehen können.

Hier verbirgt sich der am tiefsten versteckte und übelste Vorteil des Rauchens: Es beendet langsam, aber sicher das Leben, dem wir uns damals, als wir zu Rauchen anfingen, nicht gewachsen fühlten. Damit wird die Entscheidung, mit dem Rauchen Schluss zu machen, auch eine Entscheidung für das Leben. Vielleicht haben Sie geglaubt, Sie hätten sich längst für das Leben entschieden oder müssten sich nicht dafür entscheiden. Denken Sie noch einmal darüber nach. Zur Beendigung dieses Kapitels ein Auszug aus der Antrittsrede von Nelson Mandela aus dem Jahr 1994. Einfach so, zum darüber Nachdenken.

*Unser tiefste Angst ist nicht, dass wir unzulänglich sind.*
*Unser tiefste Angst ist, dass wir unermesslich machtvoll sind.*
*Es ist unser Licht, das wir fürchten, nicht unsere Dunkelheit.*
*Wir fragen uns: »Wer bin ich denn eigentlich, dass ich großartig, hinreißend, begnadet und wundervoll sein darf?«*
*Wer bist du denn, es nicht zu sein?*
*Du bist ein Kind Gottes.*
*Wenn du dich klein machst, dient das der Welt nicht.*
*Es hat nichts mit Erleuchtung zu tun, wenn du schrumpfst, damit andere um dich herum sich nicht verunsichert fühlen.*
*Wir wurden geboren, um die Herrlichkeit Gottes, die in uns ist, zu verwirklichen. Sie ist nicht nur in einigen von uns; sie ist in jedem Menschen.*
*Wenn wir unser eigenes Licht erstrahlen lassen, geben wir unbewusst anderen Menschen die Erlaubnis, dasselbe zu tun. Wenn wir uns von unserer eigenen Angst befreit haben, wird unsere Gegenwart ohne unser Zutun andere befreien.*

## 18. Die Angst vor dem Aufhören; die Befürchtung zu scheitern

Wenn Raucher einmal anfangen, über das Aufhören nachzudenken, geraten sie häufig zwischen die Fronten zweier widersprüchlicher Ängste. Einerseits haben sie Angst, dass ihr Versuch aufzuhören scheitern könnte. Und sobald es gelungen ist, sich ein wenig über diese Angst hinwegzusetzen, entsteht die Angst, dass der Versuch aufzuhören gelingen könnte und sie für den Rest ihres Lebens die Zigaretten vermissen werden. Diese doppelbödige und widersprüchliche Angst sorgt dafür, dass viele Raucher den Mut aufgeben und lieber gar nicht mehr daran denken, mit dem Rauchen aufzuhören. Im Folgenden und im nächsten Kapitel werden wir uns mit diesen widersprüchlichen Ängsten auseinander setzen.

**Der Angst vor dem Scheitern ausgesetzt sein**

Die Angst zu scheitern ist eine direkte Folge der irrtümlichen Auffassung, es sei sehr schwer, mit dem Rauchen aufzuhören. Jeder Raucher weiß, wie schwer es ist, in eine Situation zu kommen, in der er nicht rauchen darf oder kann. Wie schwierig muss es dann erst sein, wenn es mit dem Rauchen endgültig vorbei sein soll. Die irrtümliche Auffassung erwächst aus der Unterstellung, dass es schwieriger sei, nie mehr zu rauchen, als eine Stunde oder einen Tag lang nicht zu rauchen. Das Gegenteil ist wahr. Es ist sehr viel leichter, nie mehr zu rauchen, als zeitweise nicht zu rauchen. Im zweiten Fall bleibt man nämlich der Süchtige, der seine Zigaretten entbehren muss. Nie mehr zu rauchen ist viel einfacher, zumindest wenn Sie erst Ihre Abhängigkeit aufgeben. Denn danach haben Sie kein Bedürfnis mehr nach Zigaretten.

Bevor ein Raucher den Entschluss fasst, seine Sucht zu bewältigen, ist er noch voll und ganz der Angst vor dem Scheitern ausgesetzt. Viele Raucher befürchten Gesichtsverlust bei den Freunden und Kollegen. »Jeder wird dann wissen, dass ich ein Schwächling bin, weil ich es nicht schaffe aufzuhören.« Solche Gefühle gehören zu dieser Angst. Aber die Angst geht noch tiefer. Denn schlimmer noch als der Gesichtsverlust vor den anderen ist der

Gesichtsverlust vor sich selbst. Sich eingestehen zu müssen, dass man es nicht geschafft hat, das Rauchen zu lassen, obwohl man es so gerne wollte, ist eine bittere Pille. Die glasharte Konfrontation mit der eigenen Schwäche und mit mangelnder Willenskraft, die bittere Enttäuschung, dass Sie sich nicht aus der Klemme der Sucht haben befreien können, das ist der eigentliche Kern der Angst vor dem Scheitern.

Sehen wir uns einmal die Angst vor dem Gefühl der eigenen Schwäche etwas genauer an. Denn dieses Gefühl gibt es nicht nur in Kombination mit dem gescheiterten Versuch aufzuhören. Bei jeder Zigarette, die Sie sich anzünden, obwohl Sie gar nicht wirklich wollen, bei jeder Zigarette, die Sie zu Ende rauchen, obwohl sie scheußlich schmeckt, bei jeder Zigarette, die Sie in Gesellschaft von Nichtrauchern rauchen, bei jeder Zigarette, die Sie schwindlig macht oder die einen Hustenanfall hervorruft, kurz und gut, bei fast jeder Zigarette, die Sie rauchen, haben Sie das Gefühl, etwas zu tun, zu dem Sie gar nicht stehen, etwas zu tun, was Sie gar nicht wollen. Sie fühlen sich ein bisschen wie ein Schwächling, haben ein ganz klein wenig eine Abneigung gegen sich selbst.

**Sich wie ein Schwächling fühlen**

Man könnte das mit der finanziellen Seite des Rauchens vergleichen. Jeden Tag kostet Ihre Sucht Geld, aber nur so wenig, dass Sie die finanziellen Folgen vertuschen können. Dabei haben Sie in den letzten zehn Jahren vielleicht schon dreizehntausend Euro weggeraucht.

In der gleichen Art und Weise können Sie auch das tägliche Gefühl des Versagens sehr gut vertuschen. Im Lauf der Jahre summiert sich jedoch der Schaden beträchtlich. Die Angst vor dem Scheitern eines Versuchs, mit dem Rauchen aufzuhören, ist genau genommen die Angst vor der Konfrontation mit dieser immer höher werdenden Rechnung. Aber Sie können sie auf einmal abbezahlen. Nämlich dann, wenn Sie definitiv aus Ihrer Abhängigkeit aussteigen.

Das Unterdrücken des täglichen, subtilen »Versagensgefühls« hat einen weiteren Nachteil. Die unterdrückten, negativen Gefühle üben auf einem unbewussten Niveau im Nachhinein Einfluss aus. Sie entwickeln völlig unbemerkt eine Haltung gegenüber Entscheidungen, schwierigen Alternativen und Herausforderungen, die von der Überzeugung »Es wird sicher wahnsinnig schwierig sein und wahrscheinlich klappt es sowieso nicht« gekennzeichnet ist. Die Folge davon ist, dass Sie ein Verhaltensmuster entwickeln, das darauf ausgerichtet ist, schwierige Entscheidungen zu vermeiden.

**Schwierige Entscheidungen vermeiden**

Erscheint Ihnen das übertrieben? Kennen Sie jemanden, der viel raucht und trotzdem viele Entscheidungen trifft, sowohl im Berufs- als auch im privaten Leben?

Natürlich ist das möglich. Aber auch so jemand würde noch viel besser funktionieren, wenn seine Entscheidungsfreudigkeit nicht mehr durch diese schleichende Passivität und die halb unterdrückten negativen Gefühle gebremst würde. Überlegen Sie nur, was es für Sie bedeuten könnte, wenn Sie nicht mehr unzählige Male am Tag unbewusst zu sich selbst sagen müssten, sie seien ein Schwächling. Wenn Sie sich nicht mehr mehrmals täglich wie ein Gefangener Ihrer eigenen Unentschlossenheit fühlen würden.

Die Angst vor dem Scheitern ist also nichts anderes als die Angst vor dem zeitweiligen Wegfall der Abwehrmechanismen gegen das Gefühl, ein wertloser Schwächling zu sein. Und dennoch ist genau in dieser negativen Selbstbeurteilung etwas Schönes enthalten. Sehen Sie: Wenn Sie sich als Schwächling betrachten, weil Sie eine bestimmte Handlung ausführen, ist diese bestimmte Handlung also unter Ihrem

Niveau. Solange Sie sich wie ein Schwächling fühlen, wenn Sie eine Zigarette anzünden, sind Sie kein Schwächling. Solange Sie sich mit der Abhängigkeit nicht abfinden können und solange Sie innerlich Widerstand gegen die Einschränkung Ihrer Freiheit spüren, ist Ihr Selbstwertgefühl noch intakt. Gerade aufgrund dieses Selbstwertgefühls haben Sie den Wunsch, aus Ihrer Abhängigkeit zu entkommen.

Die Angst, dass der Versuch, mit dem Rauchen aufzuhören, scheitern könnte, ist die Angst vor der Konfrontation mit sich selbst. Im Allgemeinen ist es schließlich völlig normal und menschlich, dass man die Befürchtung hat, man könnte scheitern, wenn man etwas Schwieriges unternimmt. Wenn es allerdings um Sucht geht, nimmt diese Angst enorme Ausmaße an. Durch die Sucht fühlen Sie sich dem Zwang des Rauchens gegenüber so ohnmächtig und schwach. Hierin offenbart sich wieder eine typische, suchtbedingte Umkehrung der Wirklichkeit. Ein Raucher denkt: Ich bin und bleibe süchtig, weil ich so schwach bin. In Wirklichkeit fühlen Sie sich aber schwach, weil Sie süchtig sind und solange Sie süchtig sind.

**Raucher verdrehen die Wirklichkeit**

Und da Sie das Gefühl haben, schwach zu sein, können Sie sich auch gar nicht vorstellen, dass Sie es tatsächlich schaffen, mit dem Rauchen aufzuhören. Diese extreme Angst gehört zur Sucht und endet in dem Moment, in dem Sie Ihre Abhängigkeit bewältigen. Die Angst, es nicht zu schaffen, vom Rauchen loszukommen, ist einer der verräterischen Mechanismen, mit denen die Sucht sich selbst zu erhalten versucht. Sehen wir uns einmal an, wie dieser Mechanismus funktioniert.

Wer Angst spürt, versucht, sich dagegen zu wappnen. Eine völlig normale Angelegenheit, von der beispielsweise Versicherungsgesellschaften profitieren. (Womit ich übrigens nicht sagen will, dass jede Versicherung aus Angst abgeschlossen wird.) Beim Aufhören mit dem Rauchen ist dieser Mechanismus fatal. Wer mit dem Rauchen aufhört und sich gegen die Angst vor einem Scheitern wappnen möchte, bahnt dem Scheitern den Weg.

Was geschieht?

Manche Raucher halten z. B. ihren Versuch vorsorglich geheim, um Gesichtsverlust vorzubeugen. Damit drückt man indirekt aus, dass man einen solchen Versuch für ziemlich dumm hält, es sei denn, der Versuch gelingt. Aber welch ein Unsinn! Jeder Versuch, der psychisch aufreibenden und körperlich zerstörerischen Abhängigkeit zu entkommen, ist eine positive Tat. Weshalb sollten Sie sich dafür schämen? Das ist es, was die Sucht mit Ihnen macht: Sie macht Sie schwach.

**Die Sucht macht Sie schwach**

Andere Raucher machen, wenn sie aufhören wollen, genau das Gegenteil: Sie erzählen es jedem, der es hören will, schließen Wetten ab, machen anderen und sich selbst Versprechungen. Der dahinter liegende Gedanke ist, dass die Angst vor einem Gesichtsverlust dabei helfen wird, die Finger von den Zigaretten zu lassen, wenn man gerade große Lust auf eine Zigarette hat.

Wieso große Lust auf eine Zigarette? Wenn Sie nicht mehr abhängig sind, dann schmeckt das Rauchen nicht mehr. Außerdem steckt ein merkwürdiger gedanklicher Haken in diesem Ansatz: Sie versuchen sich gegen die Angst vor dem Scheitern zu wappnen, indem Sie diese Angst zusätzlich noch vergrößern. Es dürfte deutlich sein, dass die Wirkung eine umgekehrte ist. Sie manövrieren sich in eine Situation hinein, in der Sie nicht mehr rauchen dürfen, oder es erfolgt eine Strafe in Form von Hohn durch Ihre Umgebung. Solange Sie zu sich sagen, dass Sie nun nicht mehr rauchen *dürfen*, bleibt Rauchen für Sie etwas Erstrebenswertes und Sie machen es sich unnötig schwer.

Es gibt einen weiteren Grund dafür, warum die Angst vor dem Scheitern die Sucht erhält. Dieser hängt mit der irrtümlichen Auffassung zusammen, ein Fehlversuch sei umso schmerzlicher, je ernsthafter der Versuch war. Die meisten Versuche werden deshalb in allerlei Vorbehaltsklauseln eingebettet, wie »Hoffentlich nehme ich nicht zu viel zu, denn ich bin lieber ein schlanker Raucher als ein dicker Nichtraucher« oder »Wenn ich ohne Zigaretten nicht gut arbeiten kann, dann rauche ich lieber weiter. Ich habe schließlich eine Familie zu ernähren«. Diese Vorbehaltsklauseln sind dazu da, bei einem Fehlversuch den Gesichtsverlust zu begrenzen. Sie tragen schon im Vorfeld die Legitimation für das Scheitern in sich. Und damit vergrößern Sie gleichzeitig die Wahrscheinlichkeit des Scheiterns.

**Versuche ohne Vorbehaltsklauseln starten**

Was finden Sie schlimmer: nach einem halben Versuch zu scheitern oder nach einem hundertprozentigen Einsatz?

Die Angst flüstert Ihnen ein, dass die zweite Möglichkeit am schlimmsten ist. Die Enttäuschung scheint dann am größten, der Gesichtsverlust am schmerzhaftesten. Wenn Sie nach einem halbherzigen Versuch scheitern, können Sie sich immer noch einreden, dass es beim nächsten Mal klappen wird, weil Sie sich dann mehr anstrengen werden. Und somit befinden Sie sich wieder in dem Abhängigkeitskarussell. Denn das ist eines der Kennzeichen der Sucht: das Vorhaben, später damit aufzuhören. So erhält sich die Sucht selbst. Die Angst ist für die halbherzigen Versuche verantwortlich. In Wirklichkeit stimmt das Gegenteil: Je mehr Sie sich für ein Ziel eingesetzt haben, desto weniger schlimm ist es, das Ziel nicht erreicht zu haben. Ein Beispiel:

**Je mehr man sich einsetzt, desto weniger schlimm ist ein Scheitern**

Vergleichen wir einmal das Vorhaben, mit dem Rauchen Schluss zu machen, mit dem Besteigen des höchsten Berges im Himalaya, des Mount Everest. Viele Raucher hätten dabei vermutlich weniger Bedenken als beim Aufhören mit dem Rauchen. Stellen Sie sich nun vor, dass der Expeditionsleiter nach dem Scheitern der Besteigung interviewt wird. »Wie fühlen Sie sich jetzt, Herr Bergsteiger, sind Sie tief enttäuscht?« Und seine Antwort lautet: »Ja, das ist natürlich sehr schade, aber die Enttäuschung hält sich in Grenzen, da wir sowieso nicht ausreichend Sauerstoffflaschen bei uns hatten, und was die Vorbereitung betrifft, waren wir auch nur so halbwegs auf das Aufsteigen mit Sauerstoffflaschen vorbereitet. Nein, wir waren eigentlich schon gut für ein Scheitern vorbereitet.«
Sehen Sie, wie bizarr es ist, sich auf diese Art vorsorglich gegen ein Scheitern zu wappnen?
Das Scheitern eines Projekts ist immer eine Enttäuschung. Aber wenn Sie alle Ihre Möglichkeiten ausgeschöpft haben, wenn Sie alles gegeben haben, dann können Sie sich gut in die Augen schauen und sich für das nächste Mal mehr Erfolg wünschen.
In einer Hinsicht hinkt der angeführte Vergleich. Beim Besteigen des Mount Everest spielen unzählige Zufallsfaktoren eine Rolle, die das Unternehmen in Gefahr bringen können. Beim Aufhören mit dem Rauchen gibt es keine Zufallsfaktoren. Machen Sie einen halbherzigen Versuch, ist Ihr Scheitern bereits vorprogrammiert. Setzen Sie sich hundertprozentig ein, zusammen mit allen Ängsten vor dem Scheitern, dann ist Ihnen der Erfolg sicher. Dann sind Sie an dem Tag, an dem Sie dieses Buch auslesen, endgültig zum Nichtraucher geworden! Und Ihre Angst, dass es schief gehen könnte, ist dahin.

## 19. Die Angst vor dem Aufhören; die Befürchtung, es zu schaffen

In dem Moment, in dem Sie sich vornehmen, mit dem Rauchen aufzuhören, und die Angst vor dem Scheitern bereits einigermaßen akzeptiert haben, entsteht häufig eine neue Angst, die Angst nämlich, es zu schaffen. Eine große, schwarze Leere tut sich vor Ihnen auf, ein Leben ohne Zigaretten. Wie wird mein Leben nun weitergehen? Es wird nie mehr tolle Stimmung herrschen, ich werde mich nicht mehr konzentrieren können, jede Stresssituation wird zur Katastrophe werden, bei langen Auto- oder Zugfahrten werde ich mich elendig langweilen und mein ganzes Leben lang werde ich die genussvolle Zigarette nach dem Essen oder zum Kaffee vermissen. Ungefähr so sieht die Angst vor einem rauchfreien Leben aus oder noch viel schlimmer.

In vorhergehenden Kapiteln haben wir uns bereits mit der Neppwirkung von Nikotin, wenn es um Konzentration, Langeweile, Entspannung und Stress geht, auseinander gesetzt. Die größte Angst betrifft aber den Verlust von Gemütlichkeit und Geselligkeit. Viele Raucher sind davon überzeugt, dass Raucher viel besser drauf seien als Nichtraucher. Das lässt sich auch erklären. Mit wem geht man mal während einer Sitzung mit Rauchverbot nach draußen auf eine Zigarette? Und wer macht nie Ärger wegen verrauchter Räume im Haus? Jeder Raucher fühlt sich in gewissem Maße wegen des Rauchens schuldig. In Gesellschaft anderer Raucher lässt sich dieses Schuldgefühl leichter unterdrücken. Die anderen rauchen schließlich auch.

**Die Angst vor dem Verlust der Geselligkeit**

Damit kommt über einen Umweg der Vorteil »dazuzugehören« wieder ins Blickfeld. Zusammen eine Zigarette rauchen schafft vor allem in einer Umgebung, in der andere nicht rauchen, ein Zusammengehörigkeitsgefühl. Es tut nicht gut, sich schwach zu fühlen, aber gemeinsam mit anderen, die sich ebenfalls als Schwächlinge sehen, stört es weniger. Die Zusammengehörigkeit ist dadurch nur ein Trugbild. Nichts, aber auch gar nichts bliebe von dieser Zusammengehörigkeit erhalten, wenn dabei nicht mehr geraucht werden dürfte. Es ist die Sucht, die die Illusion der Zusammengehörigkeit schafft und somit wirkliche Zusammengehörigkeit verhindert.

Es ist ein vorteilhafter Umstand, dass in unserer Gesellschaft das Rauchen nicht verboten ist und dass Zigaretten nicht allzu teuer sind. Rauchabhängige würden sonst vielleicht stehlen und ihre Umgebung betrügen und berauben, um an Zigaretten heranzukommen. Eine Sucht ist im Prinzip rücksichtslos. Das zwanghafte Denken an Rauchen ist stärker als alles andere. Zusammengehörigkeit ist die seltsamste Illusion jeder Sucht. Denken Sie, dass Ihre Rauchkollegen Sie noch oft aufsuchen würden, wenn Sie in eine Fachklinik für Onkologie eingewiesen würden?

Vielleicht haben Sie gute Freunde, mit denen Sie rauchen. Wenn es echte Freunde sind, sind sie es trotz und nicht wegen des Rauchens.

**Ganz versunken sein in etwas ist eine Erfahrung von Glück**

In einer netten Runde vergisst man leicht die Zeit. Genauso, wenn man sich intensiv mit etwas beschäftigt oder ganz in einem spannenden Buch aufgeht. In solchen Situationen kann es geschehen, dass man mehr oder weniger lang kein Zeitgefühl hat. »Ojemine, ist es schon so spät!«, ruft man dann erstaunt aus und das deutet immer darauf hin, dass man ganz in einer Beschäftigung versunken war. Ganz versunken sein in etwas ist eine Erfahrung von Glück.

In einer netten Runde vergisst man leicht die Zeit, es sei denn, man ist ein süchtiger Raucher. Die Sucht trägt nämlich eine biologische Uhr in sich, die immer dann, wenn man eine Zigarette ausgemacht hat, zu laufen beginnt. Nach einer Viertelstunde, es kann auch etwas mehr oder etwas weniger sein, setzen die Entzugserscheinungen ein. Wie bei einem Wecker, der zunächst leise und dann immer lauter klingelt, bis man nicht mehr anders kann, als ihn – durch eine neue Zigarette – zum Schweigen zu bringen. Selbstverständlich können auch Raucher ganz in einer Beschäftigung versunken sein. Allerdings nicht allzu lange. Immer wieder wird der Raucher durch den klingelnden Entzugswecker »herausgerissen«. Immer wieder zündet er sich eine Zigarette an und kann daraufhin für eine bestimmte Zeit tun, was er will. Egal wie fesselnd die Arbeit auch sein mag, ein Raucher macht viel häufiger eine Pause als ein Nichtraucher. Er muss das auch tun, um den Wecker zeitweilig auszuschalten. Deshalb wird bei angenehmer Arbeit so viel geraucht. Deshalb wird in geselliger Runde so viel geraucht.

**Raucher benötigen häufiger eine Pause**

Ist es in geselliger Runde noch gemütlicher, wenn man raucht?

Einem Rauchsüchtigen erscheint das so. Er kann sich nämlich nicht der netten Stimmung hingeben, bevor er nicht geraucht hat. Ich möchte dazu ein Beispiel aus meiner eigenen Rauchervergangenheit geben.

Rauchen schmeckte mir eigentlich nur dann wirklich gut, wenn ich etwas dazu trank, einen Kaffee, ein Erfrischungsgetränk oder ein Glas Port. Kaum hatte ich mich mit Freunden und Freundinnen in einem Straßencafé niedergelassen, fingen diese sofort zu plaudern an (genau, Nichtraucher). Ich hatte vor allem Lust auf eine Zigarette und hielt Ausschau nach dem Ober. Auch nachdem wir unsere Bestellung aufgegeben hatten, blickte ich immer noch unruhig umher. Wenn es länger dauerte, wurde ich gereizt.

Ich war kaum fähig, an der Unterhaltung der anderen teilzunehmen, bis der Cappuccino gebracht wurde und ich endlich eine Zigarette rauchen konnte. Für mich wurde es erst nach dem Anzünden der Zigarette gemütlich. War es wirklich die Zigarette, die für die Gemütlichkeit sorgte? Aber nein, es war ja schon gemütlich, nur ich konnte es nicht genießen, bevor ich nicht meinen Entzugswecker mit einer Zigarette zum Schweigen gebracht hatte. Auch fiel ich immer wieder aus der geselligen Runde im Straßencafé heraus. Immer wenn ich wieder eine Zigarette brauchte und ich mich über mich selbst ärgerte, weil ich zu schnell oder zu viel rauchte, zerbrach ich für mich selbst den gemütlichen Rahmen des Zusammenseins.

**Ohne Rauchen kann man eine gemütliche Situation mehr genießen**

Rauchen ist wirklich kein Mittel, um für eine gemütliche Stimmung zu sorgen. Rauchen ist eine Notwendigkeit, um die gemütliche Stimmung genießen zu können. Zumindest, wenn Sie süchtig sind. Nur ein Süchtiger muss jede halbe Stunde oder häufiger eine Zigarette rauchen, um sich der gemütlichen Runde anschließen zu können. Dadurch mag der Eindruck entstehen, dass Sie diese Zigaretten besonders genießen können. In Wirklichkeit genießen Sie jedoch nicht die Zigaretten, sondern den gemütlichen Treff. Oder noch genauer: Sie genießen die Aufhebung der Gemütlichkeitsblockade. Ohne diese Zigarette können Sie die Stimmung überhaupt nicht genießen. Das ist es, was die Sucht mit Ihnen macht: Sie verdreht die Dinge, sodass Sie sich sogar vor der Befreiung Ihres Rauchzwangs fürchten.

Glauben Sie, dass alle Geselligkeit aus Ihrem Leben verschwunden sein wird, wenn Sie nicht mehr rauchen?

Das Gegenteil ist wahr. Sie werden sogar häufiger, bei viel mehr Gelegenheiten und viel ausgiebiger Geselligkeit genießen können. Sie müssen dann keine Zigarette mehr rauchen, um sich entspannen zu können. Sie müssen nicht erst Rauch einatmen, bevor Sie sich an einem geselligen Beisammensein beteiligen können. Sie müssen sich nicht immer weiter langsam zerstören, um das Leben genießen zu können.

Es ist absolut verständlich, dass Sie diese Angst vor einem Leben ohne Rauchen empfinden. Die Angst ist ein Bestandteil der Sucht. Aber dieses Buch handelt ja eigentlich nicht davon, wie man mit dem Rauchen aufhört, sondern vielmehr davon, wie man »aufhört, süchtig zu sein«. Die Angst vor der Zeit nach dem Aufhören verschwindet nur, wenn man aufhört. In dem Moment, in dem Sie den Entschluss fassen, Ihre beklemmende Sucht zu beenden, verändert sich die Angst in Freude und die Beklemmung macht dem Aufatmen Platz. Ich kann Ihnen nichts anbieten, wodurch die Angst verschwindet, bevor Sie diesen Entschluss gefasst haben. Sie können dem aber etwas entgegenstellen, nämlich Ihre Sehnsucht. Sehnen Sie sich wirklich nach einem Leben ohne Abhängigkeit, ohne Ängste, ohne Beklemmung, ohne Schuldgefühle, ohne Selbstvorwürfe, ohne Schwindel, Hustenanfälle und Gestank? Genießen Sie diese Sehnsucht. Lassen Sie die Angst Angst sein, versuchen Sie nicht, sie zu unterdrücken, sie ist Teil der Sucht. Freuen Sie sich lieber auf eine Zukunft ohne Raucherelend. Sie haben es fast geschafft!

**Eine Zukunft ohne Raucherelend**

## 20. Der Mythos der Selbstüberwindung

Wie macht man etwas, wovor man gleichzeitig große Angst hat? Sie haben nun in mehreren Kapiteln über Angst als Bestandteil von Sucht gelesen, aber wie kann man diese Angst überwinden?

Vielleicht gibt es in Ihrem Leben mehrere Situationen, in denen Sie Angst empfinden. Fürchten Sie sich davor, Kritik zu äußern oder für sich selbst einzustehen? Wenn der Ober Ihnen eine Tasse Kaffee bringt und der Kaffee sich als lauwarm herausstellt, fällt es Ihnen dann schwer, ihn zurückzurufen und um eine neue Tasse zu bitten? Wenn sich jemand im vollen Bäckerladen vordrängt, melden Sie sich dann zu Wort?

Es gibt so viele Situationen in unserem Leben, in denen wir uns etwas ängstlich oder auch sehr ängstlich fühlen. Häufig gehen wir diesen Situationen aus dem Weg. Untersuchen wir diese Ängste einmal genauer.

Die Angst, von der ich hier spreche, ist eine andere Angst als die, die man in einer bedrohlichen Situation, beispielsweise einem Verkehrsunfall oder einer schmerzhaften ärztlichen Untersuchung, empfindet. Wer Angst davor hat, mit dem Rauchen aufzuhören, anderen gegenüber aufrichtig zu sein, sich selbst zu behaupten, hat immer Angst davor, abgewiesen zu werden. Diese Angst hängt mit einer Sehnsucht zusammen. Sie sehnen sich nach Befreiung aus Ihrer Abhängigkeit und Sie fürchten Ihr Scheitern. Sie sehnen sich nach dem Verständnis eines anderen Menschen und Sie haben Angst vor Unverständnis. Sie sehnen sich nach Gerechtigkeit und Sie haben Angst davor, ungerecht behandelt zu werden.

**Angst und Sehnsucht liegen oft nahe beieinander**

Warum haben wir so große Angst davor, abgewiesen zu werden?

Das hängt natürlich mit unseren ersten Lebensjahren zusammen, in denen Abweisung eine täglich wiederkehrende Erfahrung ist. Babys möchten nun einmal mehr bekommen, als Eltern geben können. Manchen Eltern gelingt es, liebevoll abzuweisen, andere weisen irritiert ab.

Der Unterschied lässt sich unter anderem wieder auf die Art und Weise zurückführen, wie diese Eltern selbst von ihren Eltern abgewiesen wurden. Eine liebevolle Abweisung eines Kindes, das um ein Eis bettelt, klingt ungefähr so: »Du bekommst kein Eis und es stört mich, dass du so quengelst.« Die irritierte Abweisung klingt wie: »Du bist immer so quengelig. Du bekommst kein Eis.« In dem einen Fall sagt der Elternteil: »Ich finde dein Verhalten ärgerlich.« Im anderen Fall wird gesagt: »Du bist (immer) nervig.« Im ersten Fall lernt das Kind, ein bestimmtes Verhalten zu korrigieren, im zweiten Fall lernt es, dass es selbst Anlass zum Ärger ist.

Ich habe bereits in früheren Kapiteln dargestellt, dass unsere »Selbstverständlichkeiten« in den ersten Lebensjahren gebildet werden. Denken Sie sich hier noch hinzu, dass es die idealen Eltern nicht gibt und dass eine Portion Irritation zu jeder Erziehung gehört, und Sie werden verstehen, warum alle Menschen, wenn auch in unterschiedlichem Maß, Angst davor haben, abgewiesen zu werden. Durch Abweisung wird bei uns das tief verwurzelte Gefühl aus den Kinderjahren aktiviert, das Gefühl, nicht in Ordnung zu sein, so wie wir sind, schlecht oder wertlos zu sein.

**Jeder kennt die Angst vor Abweisung**

Werfen wir noch einen Blick in unser Café, wo Ihnen der Kellner soeben eine frische Tasse Kaffee vorgesetzt hat. Er entfernt sich und Sie nehmen den ersten Schluck. Bah, der Kaffee ist lauwarm. Sie denken: Das darf doch nicht wahr sein! Sie fühlen sich benachteiligt. Bei dem Gedanken, den Kellner zurückzurufen, spüren Sie Angst. Die Angst nimmt das künftige Geschehen vorweg, das Verhalten eines Kellners der sich mächtig aufregt oder völlig gleichgültig bleibt oder Sie auf irgendeine unangenehme Art abweisen wird. Es gibt zwei Möglichkeiten. Die erste ist, Sie halten den Mund und denken: Ach, lauwarmer Kaffee ist auch wieder nicht so schlimm. Sie fühlen sich dabei nicht besonders gut, ein wenig schlaff, ungefähr so, wie beim Anzünden einer Zigarette in einem Raum, in dem Rauchverbot herrscht. Eigentlich weisen Sie sich in dieser Situation selbst ab.

Die zweite Möglichkeit besteht darin, den Kellner zu rufen und ihn freundlich um eine neue Tasse Kaffee zu bitten. Wahrscheinlich wird der Kellner ohne Zögern diesem Wunsch entsprechen. Sie fühlen sich stark und sind mit sich zufrieden. Sogar wenn der Kellner Schwierigkeiten macht, fühlen Sie sich stark: Er ist derjenige, der ein Problem hat, und zudem verliert er einen Kunden.

Gehören Sie zu den Menschen, die keine Schwierigkeiten damit haben, einen Kellner zurückzurufen?

Stellen Sie sich dann einmal vor, Sie möchten Ihren Eltern sagen, dass Sie sie trotz allem sehr lieb haben. Oder nehmen Sie die Situation, dass Sie Ihrer Partnerin/Ihrem Partner sagen wollen, Sie hätten sie/ihn betrogen. Jeder Mensch kennt Situationen, in denen die Angst vor Abweisung auflebt. Wenn Sie der Angst nachgeben und damit dem Risiko einer Abweisung aus dem Weg gehen, weisen Sie sich selbst ab und fühlen sich wertlos.

**Dem Risiko einer Abweisung nicht aus dem Weg gehen**

Wer mit dem Rauchen aufhören möchte und Angst vor einem Scheitern dieses Plans hat, spürt in doppelter Hinsicht Angst vor Abweisung. Es gibt zum einen die Angst, von den anderen als Schwächling betrachtet zu werden. Und es gibt vor allem die Angst, sich selbst als Schwächling zu sehen. Wenn Sie nun dieser Angst aus dem Weg gehen, sehen Sie sich selbst bei jeder Zigarette, die Sie mit Widerwillen anzünden, als Schwächling an. Genau das kennzeichnet Abhängigkeit: Egal, in welche Richtung Sie blicken, Sie stoßen immer auf Angst. Angst vor weiterer Abhängigkeit, Angst vor dem Aufhören. Die Gretchenfrage ist: Wie kann man diese Angst überwinden? Die Antwort ist ganz einfach und dem Anschein nach enttäuschend: Angst muss nicht überwunden werden. Es ist fraglich, ob Angst überhaupt zu überwinden ist. Vielleicht, indem Sie laut hinausschreien, dass Sie keine Angst haben, oder indem Sie sich Mut antrinken oder Ihr Gefühl ausschalten. Diese Methode funktioniert aber nicht, zumindest nicht dann, wenn es darum geht, mit dem Rauchen aufzuhören. Angst soll man gar nicht überwinden, sondern umarmen und annehmen.

Viele Menschen benutzen ihre Ängste als Warnschilder: VORSICHT! HIER WEGBLEIBEN! DIESES NICHT TUN, JENE SITUATION MEIDEN! Ganze Lebensbereiche werden mit diesen Warnschildern ausgegrenzt. Ihr Lebensraum wird immer eingeschränkter, das Gefühl, gefangen zu sein, immer stärker. Und das alles, weil sie ihre Ängste falsch interpretieren. Ängste sind keine Warnschilder, sondern Richtungsanzeiger. Sie weisen uns in die Richtung der Befreiung, der Ehrlichkeit, der Selbstständigkeit, des Lebensgenusses. Es ist ein großes Missverständnis, dass wir eine Angst erst überwinden müssen, bevor wir das tun können, wovor wir Angst haben. In Wirklichkeit müssen wir zuerst einmal das tun, wovor wir Angst haben. Die Angst macht dann sofort dem Gefühl der Befreiung und dem Gefühl von Selbstwert Platz.

**Ängste sind Richtungsanzeiger**

In allen religiösen und mythologischen Erzählungen kommen die Themen Angst und Überwindung vor. Jesus Christus hatte am Abend vor seiner Festnahme auf dem Ölberg Angst. Hat er seine Angst besiegt? Nein, er gab seinen Widerstand gegen die Angst auf und fand Frieden in sich und mit seinem Schicksal. Der Hobbit Frodo in *Der Herr der Ringe* hatte Todesangst, als er den Berg Mordor bestieg, um den Ring ins Feuer zu werfen. Ihm war sogar bewusst, dass er das nicht überleben würde, doch war die Suche wichtiger. Letztendlich überlebte er doch oder besser gesagt: Er hatte ein neues, geläutertes Leben gewonnen.

**Angst und deren Überwindung – ein faszinierendes Thema**

Genauso Indiana Jones, der im *Tempel des Todes* von einer Klippe aus in einen tiefen Felsenspalt steigen musste. Seine Angst abzustürzen hatte er keineswegs überwunden, aber sein Glaube, dass der richtige Weg vor ihm läge, war stärker. Er begab sich in die unergründliche Ungewissheit und fand dadurch den Weg zum Heiligen Gral. Anschließend stürzte alles mit großem Spektakel und lautem Getöse in sich zusammen. Schließlich handelt es sich um einen modernen Abenteuerfilm.

Es gäbe noch Tausende solcher Beispiele. Sind das nun alles nur nette Geschichten vor dem Schlafengehen?

Ich denke, dieses Thema fasziniert uns auch deshalb so, weil es jeden Menschen betrifft. Einerseits ist da die Angst, die uns bremst, lähmt und nach unten zieht, solange wir uns gegen sie wehren. Andererseits ist dort das Ideal, die tiefe Sehnsucht nach Freiheit, Schönheit, Ehrlichkeit und Liebe. Sobald wir unseren Widerstand gegen die Angst aufgeben, ihr nicht länger aus dem Weg gehen, sondern sie vielmehr umarmen und als Kraft auf dem Weg zum Guten anerkennen, erleben wir die Befreiung von der Angst und die Erfüllung unserer Sehnsüchte.

Für mich war es ein wahres Heldenabenteuer, definitiv und für immer mit dem Rauchen aufzuhören. Bereits ab dem ersten Tag nach meinem Entschluss, nicht mehr zu rauchen, fühlte ich mich wie ein Held. Die Angst fiel von mir ab, ich fühlte mich aus einer beklemmenden Abhängigkeit befreit und unglaublich froh und erleichtert. Seitdem habe ich auch andere Dinge getan, vor denen ich eigentlich Angst hatte. Warum nicht? Wenn man an einem Tag einen Schlussstrich zieht unter eine fünfundzwanzig Jahre währende Abhängigkeit, hat man das Gefühl, alles zu können, was man fürchtet.

**Die Angst als Tür zu einem besseren Leben**

Genau hier liegt das Geheimnis der Angst. Es erscheint uns so, als würde die Angst uns einflüstern: »Vorsicht! Das kannst du nicht. Das wird nichts. Besser erst gar nicht versuchen. Weglaufen.« In Wirklichkeit sagt die Angst: »Du möchtest gerne hierhin, hier liegt die Chance zur Ausbreitung deines Glücks.« Überlegen Sie sich einmal: Hatten Sie jemals Angst davor, einen viermotorigen Jumbojet zu steuern? Nein, es ist Ihnen vermutlich nie in den Sinn gekommen, so etwas zu tun. (Diejenigen Leser, die diese Angst, einen viermotorigen Jumbojet zu steuern, kennen, sitzen wahrscheinlich inzwischen als Piloten in so einer Kiste.) Das, wovor Sie Angst haben, ist das, was Sie können, was Sie wollen, was zu Ihnen passt, es ist das, was Ihre Grenzen verschiebt und Ihr Leben bereichert. Deshalb haben Sie diese Angst vor dem Aufhören mit dem Rauchen. Weil Sie wissen, dass Sie es können. Weil es Sie mit Ihrer eigenen Stärke konfrontiert. So gerne Sie Ihre Abhängigkeit auch loswerden möchten, Sie müssen erst Ihr Leben als Abhängiger aufgeben, bevor Sie ein neues Leben als freier Mensch wieder finden können. Die Angst selbst fungiert als Tür zu einem besseren, einem freieren und einem reineren Leben. Widersetzen Sie sich der Angst nicht, sondern gehen Sie durch sie hindurch und wecken Sie in sich selbst die Sehnsucht nach einem Leben ohne Sucht. Es ist einfach herrlich, vom Rauchen erlöst zu sein.

## 21. Gesundheit

Das Thema Gesundheit ist für Raucher ziemlich heikel. Ich verspreche Ihnen, dass ich in diesem Kapitel nicht die schrecklichsten Geschichten über furchtbare Krankheiten ausbreiten werde. Auch keine erschreckenden Bilder oder Beschreibungen vom Zustand der Raucherlungen. Ich verzichte darauf nicht, weil ich Sie schonen möchte, sondern weil dieser Ansatz immer nur das Gegenteil bewirkt.

**Gesundheit – ein heikles Thema**

Ich habe regelmäßig mit Menschen zu tun, die kurz vorher schlechte Nachrichten von ihrem Arzt bekamen. Einmal ging es um einen Mann etwa Mitte fünfzig, dem gesagt wurde, dass sein Herz nicht mehr gut funktioniert. Wenn er nicht mit dem Rauchen aufhören würde, hätte er vielleicht noch ein halbes Jahr zu leben. Der Mann erzählte, dass er seitdem noch mehr rauchen würde. Er war verzweifelt.
Ein anderes Mal kam eine Frau, eine Mittvierzigerin, Mutter von drei Kindern, die wusste, dass, wenn sie nicht mit dem Rauchen aufhören würde, ihre Beine im nächsten Jahr amputiert werden würden. Sie hatte ihren Zigarettenkonsum in etwa verdoppelt und war mit den Nerven am Ende.
Die Raucher, die wissen, dass das Rauchen in Kürze ernsthafte Folgen haben wird, rauchen im Allgemeinen noch mehr. Andere Raucher, die noch keine Probleme mit drohenden Leiden haben, habe ich schon stöhnen hören: »Ich wünschte, ein Arzt würde mir richtig Angst machen, dann würde ich wenigstens aufhören.« Das können Sie gut und gerne vergessen. Je größer die Angst vor den körperlichen Folgen des Rauchens ist, desto schwieriger ist es aufzuhören. Wie lässt sich dieser eigenartige Mechanismus erklären?

Jeder Raucher kennt das Gefühl: Es tritt bei einem schrecklichen Anfall von Raucherhusten auf oder wenn Sie beim Reden plötzlich ein Pfeifen in Ihrer Kehle hören oder wenn Ihnen von der ersten Zigarette am Morgen schummrig auf Ihrem Stuhl wird oder wenn jemand anderes über Ihre Gesundheit spricht. Kurz: Sie fühlen sich schuldig, weil Sie Ihrer eigenen Gesundheit schaden. Gleichzeitig fühlen Sie jedoch den Drang, eine Zigarette anzuzünden. Dadurch fühlen Sie sich noch schuldiger: Wie können Sie nur so etwas Ungesundes wollen?

Das Verlangen nach einer Zigarette verstärkt Ihr Schuldgefühl. Sie wären das Schuldgefühl gerne los. Was tun Sie also? Sie zünden eine Zigarette an. Die Zigarette befreit Sie für kurze Zeit von Ihrem Verlangen nach einer Zigarette und damit von einem Teil Ihres Schuldgefühls. Während Sie dann rauchen, können Sie sich wenigstens wieder denken, dass Sie ja bald wirklich aufhören werden.

Was geschieht nun, wenn Ihnen der Arzt erklärt, dass Sie bald mit ernsthaften Problemen rechnen müssen?

**Sich schuldig fühlen, weil man etwas möchte, das einem schadet**

In diesem Moment möchten Sie nichts lieber, als vom Rauchen befreit zu sein. Gleichzeitig spüren Sie jedoch den Drang zu rauchen. Sie wissen, dass die Zigarette Ihren Tod bedeutet oder den Verlust Ihrer beiden Beine. Und was fühlen Sie? Schuld und Selbstvorwürfe! Sie fühlen sich schuldig, weil Sie etwas wollen, das Ihnen sehr schadet. Der zwanghafte Gedanke, dass Sie eine Zigarette brauchen, ruft dieses Schuldgefühl und das Gefühl der Ohnmacht hervor. Diese quälenden Gefühle möchten Sie so schnell wie möglich wieder loswerden. Was tun Sie also? Sie zünden sich eine Zigarette an. Die Gedanken kommen kurz zur Ruhe und Sie können über Ihre unangenehme Lage nachdenken und Pläne schmieden, wie Sie aufhören werden. Während dieser kurzen Zeit fühlen Sie sich etwas weniger schuldig. Doch schon bald treten die nächsten Entzugserscheinungen auf und die Schuldgefühle machen sich wieder bemerkbar. Mit jeder Zigarette nehmen sie weiter zu, genauso wie das Gefühl der Ohnmacht. Der Teufelskreislauf der Sucht wird zur Spirale, die in Windeseile nach unten führt. Es hat den Anschein, als könne man der tödlichen Sucht nie mehr entkommen. Je stärker Ihre Schuldgefühle werden, je weniger Sie sich selbst leiden können und je mehr Sie sich als Waschlappen sehen, desto unerreichbarer erscheint der Ausweg. Das ist es, was die Sucht mit uns macht: Sie kreiert die Illusion der Ausweglosigkeit.

**Der Teufelskreis der Sucht**

Durchbrechen Sie die Illusion! Legen Sie Ihre sinnlosen Schuldgefühle ab! Nehmen Sie die Suchtbrille ab! Verlassen Sie diese schreckliche Sucht ein für alle Mal!

Es ist Ihr einziger Ausweg. Und noch dazu ein sehr schöner Ausweg. Denn je tiefer das Raucherelend ist, dem Sie entkommen, desto größer ist Ihre Freude über die neu gewonnene Freiheit. Sie werden wirklich ein neues Leben beginnen können. Vielleicht sogar in wortwörtlicher Hinsicht.

Einige Raucher, die bereits seit dreißig, vierzig Jahren oder noch länger rauchen, befürchten, dass es für sie schon zu spät ist, mit dem Rauchen aufzuhören. Sie denken, dass sie sowieso Krebs haben und es keinen Unterschied mehr macht, ob sie rauchen oder nicht. Die Statistik sagt jedoch, dass die Lebenserwartung eines ehemaligen Rauchers zehn Jahre nach dem Aufhören der Lebenserwartung eines Nichtrauchers entspricht. Also, auch wenn Sie achtzig Jahre alt sind oder älter, nimmt die Wahrscheinlichkeit, in der Zukunft großen gesundheitlichen Schaden zu erleiden, sofort ab, wenn Sie mit dem Rauchen aufhören.

**Einem neuen Leben entgegensehen**

Noch wichtiger aber ist die augenblickliche Verbesserung Ihrer Kondition, nachdem Sie mit dem Rauchen Schluss gemacht haben. Innerhalb von drei Wochen nach dem Aufhören verbessert sich Ihre Kondition um 15–20 Prozent. Das spürt man! Nach wenigen Tagen bekommen Sie schon mehr Luft – ein tolles Gefühl. Auch Ihr Immunsystem wird in kurzer Zeit gestärkt. Dass Raucher weniger oft erkältet sind als Nichtraucher ist blanker Unfug. Raucher haben ja fast ständig eine verstopfte Nase, sie röcheln und husten den ganzen Tag. Man hört nicht nur mit dem Rauchen auf, um künftigen Erkrankungen vorzubeugen, sondern auch, um sofort gesünder zu werden und sich stärker und vitaler zu fühlen.

**Auch das Immunsystem wird gestärkt**

Viele Raucher haben Mittel und Wege gefunden, ihre Schuldgefühle wegen der Zigaretten zu vertuschen. Ihnen ist natürlich bewusst, dass das Risiko eines Rauchers, an Lungenkrebs oder an einer Herz- oder Gefäßkrankheit zu sterben, bei 25 Prozent liegt. »Also«, erklären sie fröhlich, »liegt die Wahrscheinlichkeit, nicht zu erkranken, bei etwa 75 Prozent.« Das ist eine typische Suchtlogik. Würden Sie mit verbundenen Augen eine stark befahrene Straße überqueren, wenn Sie wüssten, dass die Wahrscheinlichkeit, die andere Seite nicht lebend zu erreichen, 25 Prozent beträgt?

Die Wahrscheinlichkeit, körperlichen Schaden zu erleiden, liegt selbstverständlich noch viel höher. Dazu kommt noch ein weiterer Trugschluss, der darin verborgen liegt. Es ist richtig, dass die Wahrscheinlichkeit, an einer Krankheit zu sterben, die durch das Rauchen hervorgerufen wurde, »nur« 25 Prozent beträgt. Das bedeutet aber noch nicht, dass es in den übrigen 75 Prozent der Fälle keine Probleme gibt. Tatsächlich verkürzt das Rauchen durch den schnelleren Abbau des Immunsystems als Folge einer eingeschränkten Sauerstoffaufnahme im Blut das Leben jeden Rauchers. Sie wissen eben nicht, wie lange Sie sonst gelebt hätten. Aber, ach, wozu das Gaukeln mit Zahlen und Wahrscheinlichkeiten. Das ist ja öde. Das ist ja wie Feilschen mit dem Wertvollsten, das Sie besitzen: Ihrer Gesundheit.

**Das Wertvollste, das Sie besitzen: Ihre Gesundheit**

Machen wir uns doch nichts vor. Eigentlich ist es Unfug, mit dem Rauchen aufzuhören, um später nicht an Krebs zu erkranken. Sie könnten davor ja auch von der Straßenbahn überfahren werden. Und bedenken Sie, dass auch Nichtraucher Krebs oder andere schreckliche Krankheiten bekommen können. Für manche von uns – Raucher und Nichtraucher – hat das Leben noch einige Schwierigkeiten auf Lager und es hat keinen Sinn, sich vorab zu ängstigen.

Trotzdem sind diese Dinge für Raucher noch schlimmer als für Nichtraucher. Versetzen Sie sich einmal in die ferne Zukunft. Sie haben soeben an Ihrem Krankenhausbett mit Ihrem Arzt gesprochen. Er hatte schlechte Nachrichten für Sie. Das ist schlimm genug, ob Sie nun Raucher sind oder nicht. Aber fühlen Sie sich in die Situation hinein. Für Sie als Raucher kommt die aufreibende Unsicherheit hinzu, dass es vielleicht nicht so hätte sein müssen, dass dieses Drama hätte verhindert werden können. Können Sie sich das Bedauern vorstellen, mit dem Sie auf die Vergangenheit zurückblicken, als Sie Ihr Schicksal noch hätten abwenden können? Die Scham gegenüber denjenigen Menschen, die Sie lieben?

Wie gern würden Sie die Vergangenheit ändern und eine andere Entscheidung treffen. Dafür ist es aber unwiderruflich zu spät.

Genug davon! Weg mit dem schwarzen Schatten, der auf allen Zukunftsperspektiven liegt. Es ist ja noch nicht zu spät! Sie können sich für ein anderes Leben entscheiden. Sie können sich für die Beendigung Ihrer Sucht entscheiden. Sie können Ihre Lebensqualität enorm verbessern. Nicht aus Angst vor später, sondern weil Sie jetzt aus Ihrem Leben etwas Schönes machen wollen.

Vor kurzem nahm eine junge Frau an einem meiner Seminare teil. Man hatte bei ihr einen Gehirntumor festgestellt. Sie hatte vielleicht noch ein Jahr zu leben. Und sie wollte unbedingt vom Rauchen loskommen. Sie wollte in ihrem letzten Lebensjahr frei sein, es sollte etwas Schönes werden. Sie hatte verstanden, worum es im Leben geht, und ich hatte große Achtung vor ihr. Aber gleichzeitig fragte ich mich: Muss der Tod denn erst vor unserer Tür stehen, ehe wir begreifen, wie wertvoll unser Leben ist? Und wie schön wir uns das Leben machen können?

**Etwas Schönes aus seinem Leben machen**

Ich habe in meinem Leben schon eine Menge Fehler begangen. Und ich habe einige gute Entscheidungen getroffen. Der Entschluss aber, der die größte Auswirkung auf mein weiteres Leben hatte und durch den ich mich überglücklich fühle, war der Entschluss, meiner Sucht ein Ende zu setzen. Ich kann es Ihnen von ganzem Herzen empfehlen.

## 22. Ein Brief an die Zukunft

Ich habe einmal einen Film gesehen, dessen Titel ich längst vergessen habe. Er handelte von einem Mann, der wusste, dass sein gesamtes Gedächtnis in wenigen Wochen gelöscht sein würde. Er fertigte ausführliche Bandaufnahmen und schriftliche Berichte über alle Dinge an, von denen er glaubte, dass er sie hinterher gern wieder über sich und seine Vergangenheit wissen wollte. Für all diejenigen, die mit dem

Rauchen aufhören, gilt in geringerem Maß dasselbe: Innerhalb einiger Wochen oder Monate nach dem Aufhören leiden sie an einem ernsthaften Gedächtnisverlust.
Das menschliche Gedächtnis arbeitet selektiv: Störende Dinge vergessen wir schneller als angenehme. Im Allgemeinen ist das eine schöne Eigenschaft unseres Gedächtnisses. Aber wenn es darum geht, mit dem Rauchen aufzuhören, klebt daran auch ein Nachteil. Dieser Nachteil wird noch durch eine andere Eigenschaft der menschlichen Psyche verstärkt: Ereignisse, für die wir uns schämen oder aufgrund derer wir uns schuldig fühlen, werden so schnell wie möglich verdrängt. Die Folge davon ist, dass jeder Raucher, der aufgehört hat zu rauchen, manchmal nach wenigen Wochen oder Monaten schon »vergessen« hat, warum er überhaupt aufgehört hat. Gefühle der Beklemmung, Scham wegen eines Anfalls von röchelndem Raucherhusten, Schuldgefühle anderen und sich selbst gegenüber, Schwindelgefühle bei der ersten Zigarette am Morgen, der Ekel, wenn das Rauchen einmal mehr außer Kontrolle geraten ist, Ohnmacht angesichts der zwanghaften Gedanken an das Rauchen – dieses ganze Elend werden Sie in absehbarer Zeit vergessen haben. Was übrig bleibt in manchen Momenten, ist die Illusion, dass so ab und zu eine Zigarette doch ganz gut geschmeckt hat. Doch Vorsicht: Sie werden sich gar nicht wirklich nach einer Zigarette sehnen. Sie kommen wunderbar ohne Zigaretten aus und sind immer noch froh, dass Sie vom Rauchen befreit sind. Allerdings lauert Ihnen nun ein großer Irrtum auf, der Irrtum nämlich, bewiesen zu haben, dass Sie das Rauchen unter Kontrolle haben und dass es Ihnen künftig gelingen wird, nur einige wenige Zigaretten am Tag zu rauchen. Später werde ich noch genauer auf diese gefährliche Täuschung eingehen. Jetzt

**Unangenehme Dinge vergessen wir schneller als angenehme**

halten wir erst einmal fest, dass dieser Irrtum nur dann entstehen kann, wenn Sie vergessen haben, wie elend Sie sich fühlten, als Sie sich dafür entschieden, mit dem Rauchen aufzuhören. Das große Leid wurde verdrängt. An und für sich ist das eine normale Sache: Es ist eine Form des selektiven Gedächtnisverlusts.

Schon bald werden auch Sie mit dieser schweren Form des Gedächtnisverlusts konfrontiert werden. Das kann zwar erst in einer Woche, in einem Monat oder in einem Jahr sein, aber es ist sehr gut möglich, dass auch Sie nach dem Aufhören der falschen Annahme erliegen, Sie könnten Ihr Rauchverhalten beherrschen und ab und zu eine Zigarette rauchen. Sie können sich jetzt gegen diese eventuell auftretende Situation wappnen, indem Sie folgenden Auftrag ausführen. Schreiben Sie einen Brief an sich selbst für die Zukunft, für die Zeit, in der Sie völlig dem Rauchen abgeschworen und vergessen haben, warum Sie einmal unbedingt mit dem Rauchen aufhören wollten. Es soll ein schöner Brief werden, mit einer richtigen Anrede. Schreiben Sie so, wie Sie Ihrem besten Freund, Ihrer Geliebten, Ihrem Kind schreiben würden, wenn Sie es vor einem schwerwiegenden Fehler schützen wollten. Erklären Sie in dem Brief, warum Sie so dringend aufhören wollen zu rauchen. Beschreiben Sie die Qual, die Hustenanfälle, die Schuldgefühle, die Angst. Schreiben Sie auch auf, wie groß Ihre Angst vor dem Aufhören ist, wie entsetzlich leer Ihr Leben durch die Brille Ihrer Sucht ohne Zigaretten aussieht. Geben Sie sich selbst die besten Ratschläge, die Sie sich nur geben können. Geben Sie sich den liebevollsten Rat, den Sie kennen. Schreiben Sie erst diesen Brief und lesen Sie dann weiter. Bewahren Sie den Brief in diesem Buch auf. Bewahren Sie dieses Buch an einem Ort auf, zu

**Sich für eine kritische Situation wappnen**

dem nur Sie Zugang haben. Je mehr Aufmerksamkeit Sie jetzt in diesen Brief investieren, desto einfacher wird es nachher für Sie sein, diese schreckliche Sucht hinter sich zu lassen.

## 23. Die richtige Motivation, um aufzuhören

Es gibt viele Gründe, mit dem Rauchen aufhören zu wollen. Die meisten wurden in den letzten Kapiteln bereits aufgeführt. Dennoch ist es nützlich, noch einmal alle denkbaren Gründe, weshalb jemand mit dem Rauchen aufhören möchte, zu rekapitulieren. Es gibt darunter nämlich auch einige falsche Gründe. Wenn Sie mit dem Rauchen aufhören möchten und dabei im Hinterkopf einen oder mehrere falsche Gründe haben, besteht das Risiko des Scheiterns. In diesem Kapitel können Sie Ihre Motivation auf Hochglanz bringen.

**Die richtigen Gründe finden aufzuhören**

Ich erzähle Ihnen nichts Neues, wenn ich sage, dass jeder Raucher Angst vor dem Aufhören hat. Wie in der Aussage »den Teufel mit Beelzebub austreiben« angedeutet, so versuchen manche Menschen die Angst mit einer neuen Angst zu bekämpfen. Das könnte zum Beispiel die Angst vor einer schlimmen Krankheit sein, die Sie durch das Rauchen bekommen könnten. Oder die Angst, Ihren Arbeitsplatz zu verlieren, weil Ihr Chef sehr gegen das Rauchen eingestellt ist. Die Angst, Ihren Partner zu verlieren, weil er/sie findet, dass Sie stinken. Die schon genannte Angst vor dem Gesichtsverlust, wenn ein Versuch aufzuhören nicht klappt.

Alle diese Ängste erwecken vielleicht den Anschein, als könnten Sie beim Aufhören hilfreich sein, in Wirklichkeit arbeiten sie jedoch gegen Sie. Sie verschleiern letztlich den wirklichen Grund, mit dem Rauchen aufzuhören, nämlich dass es herrlich ist, nicht mehr süchtig zu sein. Wenn Sie nicht mehr rauchen wollen, weil Sie Angst vor etwas haben, dann erhalten Sie sich den Gedanken, dass das Rauchen an sich eine feine Sache war und dass Sie sich – aus Angst vor diesem Etwas – diese feine Sache nun nicht mehr erlauben. Die Angst, die jeder Raucher vor dem Aufhören hat, ist absolut normal. Sie sorgt dafür, dass Sie sich unglaublich erleichtert fühlen, sobald Sie den Entschluss gefasst haben, vor dem Sie so große Angst haben. Die Angst vor dem Aufhören wird nach dem Aufhören zu Ihrem besten Verbündeten, probieren Sie deshalb nicht, die Angst zu schmälern oder zu verschleiern durch andere Ängste. Man hört nicht aus Angst vor künftigen, negativen Folgen mit dem Rauchen auf, sondern aufgrund seiner Sehnsucht nach einer sofortigen, positiven Wirkung, aufgrund der Sehnsucht nach Freiheit, nach Gesundheit und nach einem guten Selbstwertgefühl.

**Die Angst vor dem Aufhören wird Ihr bester Verbündeter**

Ein weiterer Grund zum Aufhören ist das viele Geld, das Sie sparen werden. Ein durchschnittlicher Raucher gibt ungefähr 1.100 Euro pro Jahr für Zigaretten aus. Raucher von selbst gedrehten Zigaretten benötigen etwa die Hälfte dieses Betrags. Es ist ganz lustig, einmal auszurechnen, wie viel Sie noch für Zigaretten ausgeben werden, wenn Sie bis zu Ihrem siebzigsten Lebensjahr weiterrauchen. Bei mir wären es ungefähr 27.000 Euro, genau so viel wie ich während der fünfundzwanzig Jahre, die ich geraucht habe, bereits für Zigaretten ausgegeben habe. Ein einigermaßen starker Raucher verraucht in seinem Leben in etwa 54.000 Euro. Welch ein ausgezeichneter Grund also, werden Sie sagen, mit dem Rauchen Schluss zu machen.

Eben nicht. Ich weiß nicht, wie Sie es machen, aber ich legte mein Päckchen Zigaretten im Supermarkt in den Einkaufskorb und bezahlte es zusammen mit den anderen Einkäufen. Jetzt lege ich keine Zigarettenschachteln mehr in meinen Einkaufskorb und trotzdem ist mein Geld am Ende des Monats genauso weg wie vorher. Haben Sie sich schon einmal gefragt, warum so wenige Raucher Ihre Tabakwaren in großen Mengen anschaffen? Wenn Sie jeden Tag ein Päckchen Butter bräuchten, würden Sie wahrscheinlich immer zwölf oder vierundzwanzig Stück kaufen. Sie kaufen doch auch nicht jeden Tag ein Ei. Dennoch werden nur wenige Zigarettenstangen verkauft. Dafür gibt es einen einzigen Grund: Raucher schämen sich, wenn sie auf einen Schlag mehr als dreißig Euro für eine Sache hinblättern müssen, die sie eigentlich gern loswären. Viel lieber schmuggeln wir jeden Tag ein oder zwei Päckchen zu unseren übrigen Einkäufen dazu. Man hört nicht zu rauchen auf, um Geld zu sparen.

Es ist natürlich ein angenehmer Nebeneffekt, wenn Sie für den Rest Ihres Lebens jährlich über tausend Euro sparen können. Aber an Ihrem Kontostand werden Sie wenig davon merken. Geld hat – zumindest bei mir – die merkwürdige Eigenschaft, sich zu verflüchtigen, egal, was ich tue. An dieser Stelle möchte ich auch gleich vor dem Phänomen Sparbüchse warnen. Manche Menschen werfen täglich das Geld, das sie sonst an Zigaretten ausgegeben hätten, in eine Sparbüchse. Sie haben sich, wenn sie drei Monate nicht rauchen, zur Belohnung einen Wochenendtrip versprochen.

**Mit dem Rauchen aufhören ist keine Strafe**

Wieso Belohnung? Die Befreiung aus dieser schrecklichen Sucht, das ist die Belohnung für das Aufhören!

Bei jedem anderen Gedanken an eine Belohnung aktivieren Sie unbewusst die Suggestion, es sei eine Strafe, nicht mehr zu rauchen. Dieser Gedanke gehört jedoch zur Sucht. Auf diesem Weg holen Sie sich die Suchtprobleme über die

Hintertür wieder ins Haus, die Sie, als Sie aufhörten zu rauchen, durch die Vordertüre hinausgeworfen haben. Hüten Sie sich also vor Belohnungstaktiken.
Hat Ihnen jemand eine Reise versprochen, wenn Sie ein Jahr ohne Zigaretten durchhalten?
Wieso durchhalten? Es ist herrlich, vom Rauchen befreit zu sein. Sie werden sich umgekehrt wundern, dass Sie so lange mit dem Rauchen durchgehalten haben. Man hört auf, weil man es will, und nicht, um sich eine Reise zu verdienen. Es steht einem anderen natürlich frei, Ihnen nach einem Jahr trotzdem die Reise zu schenken. Dann aber aus freien Stücken und nicht zur Belohnung.

**Es ist herrlich, vom Rauchen befreit zu sein**

Haben Sie eine Wette abgeschlossen?
Dreimal falsch: erstens wegen der Belohnung, zweitens weil Sie Geld verlieren, wenn Sie scheitern, und drittens wegen der Angst vor dem Gesichtsverlust. Alle drei Punkte sind für Sie von Nachteil. Jede Belohnung hat die entgegengesetzte Wirkung. Wenn man mit dem Rauchen aufhört, tut man das mit nur einem einzigen Ziel vor Augen, nämlich um die beklemmende Sucht loszuwerden. Es gibt dafür nur eine Belohnung und die erhalten Sie sofort ab dem ersten Tag nach dem Aufhören. Die Belohnung ist die Erleichterung, ist Unabhängigkeit, Stolz, Energie, Vitalität, Gesundheit und sie ist die gewaltige Zunahme Ihres Selbstwertgefühls.

**Die beklemmende Sucht loswerden**

Ein besonderer Fall falscher Motivation kann eintreten, wenn man zusammen mit einer anderen Person aufhört. Das gilt vor allem, wenn man zusammen mit einem Freund oder einer Kollegin aufhören möchte und so etwas wie Rivalität entsteht, ein Wettkampf um die Frage, wer am längsten durchhält. Es dürfte deutlich sein, dass hier die Angst vor dem Gesichtsverlust eine große Rolle spielt und das Aufhören somit in Gefahr gebracht wird. Auch wenn Rivalität keine Rolle spielt, wie beispielsweise bei sehr engen Freundschaften oder bei Liebespaaren, können dennoch Motivationsprobleme entstehen. Das war zum Beispiel bei einem älteren Ehepaar der Fall. Der Mann hatte gesundheitliche Probleme und musste auf ärztlichen Rat hin mit dem Rauchen aufhören. Er kam zu einem meiner Seminare und war froh, vom Rauchen befreit zu sein. Seine Frau hörte aus Solidarität mit ihm ebenfalls auf. Sie hatte mehr Angst um seine Gesundheit als um ihre eigene. Nach wenigen Tagen rief sie bereits an, weil sie es nicht mehr aushielt. Sie fühlte sich durch ihr Verlangen nach Zigaretten besonders schuldig, da sie die Solidarität mit ihrem Mann gefährdet sah. Zudem hatte sie große Angst, dass ihr Mann auch wieder anfangen würde zu rauchen, wenn sie rauchte. Es kommen öfter Paare oder Ehepaare in meine Seminare und manchmal funktioniert das sehr gut, wenn jemand gemeinsam mit dem geliebten Partner aufhört. Man kann sich dann erzählen, wie erleichtert man ist und gelegentlich auch über die schwierigen Momente, die man erlebt, sprechen. Sehr wichtig dabei ist, dass man sich gegenseitig klar macht, dass jeder das Aufhören nur für sich selbst macht. Hier geht es nicht um Solidarität oder um Unterstützung in einer schwierigen Zeit. Man hört nur aus einem einzigen Grund mit dem Rauchen auf: um frei zu sein von der Sucht. Hören Sie zusammen mit Ihrem Partner auf, dann geben Sie sich schon vor Beginn die absolute Freiheit, es zu schaffen oder zu scheitern. Haben Sie keine Angst davor, dass es für Sie viel schwieriger wird, falls Ihr Partner wieder zu rauchen beginnt. Wenn Sie auf die richtige Art und Weise aufhören (darüber später mehr), macht das nämlich überhaupt nichts aus. Sie werden Mitgefühl für Ihren Partner empfinden, der Ihre Freude

**Für sich selbst aufhören**

über Ihre Befreiung von der Sucht nicht teilen kann. Andererseits wird Ihr Partner vielleicht durch Ihren Erfolg inspiriert und hört ebenfalls nachträglich auf. Am besten ist es, wenn Sie sich freilassen, wenn jeder nur die Verantwortung für sein Ergebnis übernimmt. Erzählen Sie sich genau, was Sie empfinden, auch in den Momenten, in denen Sie der Mut verlässt. Auf diese Art kann es ein sehr schönes Erlebnis werden, wenn zwei zusammen mit dem Rauchen aufhören. Geteilte Freude ist schließlich doppelte Freude.

**Sich selbst nicht unter Druck setzen**

Die letzte Form einer falschen Motivation hat mit der Beziehung zu sich selbst zu tun. Es gibt Menschen, die sich auf das Aufhören vorbereiten, indem sie vor sich selbst ganz feierlich ein Versprechen ablegen oder ganz harte Abmachungen mit sich selbst treffen oder sich auf eine andere Weise kräftig »zur Brust nehmen«. Der Vorgang ähnelt einer Wette unter Freunden, nur dass man hier die Wette mit sich selbst eingeht. Auch hier speist sich die Motivation aus der Angst vor Gesichtsverlust, dem Gesichtsverlust vor sich selbst. Wie ein Truthahn bläst sich mancher mit guten Vorsätzen auf, macht Vereinbarungen mit sich selbst, äußert Drohungen gegen sich selbst, verspricht sich Belohnungen. Nur leider bringt es ihn eher vom Regen in die Traufe. Man hört nicht mit Gewalt zu rauchen auf. Eine Sucht beendet man nicht, indem man sich selbst unter Druck setzt. Der Entschluss, sich definitiv aus der Sucht zu befreien, kann nur aus einem sanften Umgang mit sich heraus entstehen, aus Aufmerksamkeit für sich selbst, aus Liebe zu sich und zum Leben. Mit diesem Gefühl, zusammen mit der Erkenntnis, dass Sie für sich nur das Beste wollen, werden Sie sich nie mehr nach Zigaretten sehnen. Dann müssen Sie wirklich nie mehr rauchen …

# 24. Mögliche Argumente, trotzdem weiterrauchen zu wollen

Im Anschluss an das Kapitel über die Motivation, mit dem Rauchen aufzuhören, folgt nun auch ein Kapitel über mögliche Argumente, nicht aufzuhören. In den vorhergehenden Kapiteln sind bereits alle Trugschlüsse, mit denen die Raucher üblicherweise aufwarten, wenn es um ihre Rauchsucht geht, besprochen worden. Sie können sich nun nicht mehr vormachen, dass Rauchen Ihre Konzentrationsfähigkeit erhöht, dass es Ihnen die Langeweile vertreibt, gegen Stress hilft oder Ihre Entspannung fördert. Dass Ihnen manchmal das Rauchen noch schmeckt (neben all den Zigaretten, die Ihnen Ekel verursachen), ist die Folge der Sucht, nicht ihre Ursache. Sobald Sie die Sucht hinter sich gelassen haben, wird Ihnen das Rauchen nicht mehr schmecken. Sie werden sich so wenig nach einer Zigarette sehnen, wie Sie sich danach sehnen, sich mit einem Hammer auf Ihre große Zehe zu schlagen.

**Die Illusion der Stimmungsverbesserung**

Viel subtiler ist der scheinbare Vorteil des Rauchens, die Kontrolle über Stimmungsschwankungen zu haben. Jede Zigarette hebt einen Teil des unangenehmen Gefühls auf (indem es die Entzugserscheinungen kompensiert), das durch die Zigarette davor verursacht wurde. An einer anderen Stelle wurde in diesem Buch bereits ausgeführt, dass eine derartige illusorische Stimmungsverbesserung auf Dauer Ihr Gefühl der Ohnmacht den Stimmungen gegenüber verstärkt. Jedes Mal, wenn Sie eine Zigarette brauchen, um Ihre Stimmung zu heben (weniger schlecht sein zu lassen), verstärken Sie das Gefühl, keinen Einfluss auf Ihre Stimmung zu haben. Und Sie verstärken Ihre Abhängigkeit vom Rauchen.

Hier ist es wichtig, dass Sie deutlich abwägen. Rauchen ist ein Mittel, mit dem Sie beispielsweise in manchen Momenten Ihre Unsicherheit tarnen können. Die Überlegung ist folgende: Sie entscheiden sich dafür, Ihre Unsicherheit zu tarnen (wodurch die Unsicherheit zunimmt), oder Sie entscheiden sich dafür, Ihre Unsicherheit als normale menschliche Eigenschaft zu akzeptieren (wodurch die Unsicherheit abnimmt). Es gibt noch weitere Überlegungen, die man anstellen sollte. Sie entscheiden sich für Stressbekämpfung mit Zigarette (wodurch der Stress letztlich größer wird) oder Sie entscheiden sich dafür, den Stress als normales menschliches Phänomen zu akzeptieren, das Ihnen dabei hilft, gute Leistungen zu liefern (wodurch der Stress kleiner wird).

Diese Entscheidungen lassen sich alle zurückführen auf eine grundsätzliche Entscheidung zwischen zwei Möglichkeiten. Die erste ist, die Fassade der Illusionen zu erhalten, zu denen die Illusion des Erwachsenseins, die Illusion der Selbstsicherheit, die Illusion, in schwierigen Momenten Unterstützung zu erhalten, gehören. Hinter dieser Fassade fühlen Sie sich weiterhin klein, abhängig und unsicher. Die zweite Möglichkeit ist die Entscheidung, mit dem Rauchen aufzuhören, die Entscheidung, die Illusion zu durchbrechen, die Entscheidung für wirkliche Selbstständigkeit, für Selbstvertrauen und für das Gefühl von Eigenwert.

**Illusionen durchbrechen**

Es ist wichtig, dass Sie diese Entscheidung nicht ohne weiteres und auf die Schnelle treffen. Bevor Sie sich dafür entscheiden, Ihre Rauchsucht für immer hinter sich zu lassen, sollten Sie sich sicher sein, dass absolut nichts mehr von Bedeutung für Sie damit verbunden ist. Deshalb schlage ich vor, dass Sie in den nächsten Minuten gründlich in sich gehen. Überlegen Sie sich, ob Sie nicht doch noch eine Möglichkeit entdecken weiterzurauchen, ohne sich unfrei und ungesund zu fühlen. Ist vielleicht ein Rest von Glaube in Ihnen zurückgeblieben, dass Sie das Rauchen beherrschen werden können, wenn Sie nur ab und zu eine Zigarette rauchen? Glauben Sie irgendwo in Ihrem Hinterkopf noch, dass es trotz allem möglich sein müsste, eine Zigarette zu genießen und sich nicht schuldig zu fühlen?

Dann rauchen Sie einfach weiter! Rauchen Sie weiter und genießen Sie fortan jede Zigarette. Rauchen Sie nur noch die Zigaretten zu Ende, die Sie freiwillig angezündet haben. Tun Sie es einfach, statt zu hoffen, es möge Ihnen irgendwann gelingen, ein gesunder und zufriedener Raucher zu sein.

Ich warne Sie, es ist zehnmal schwieriger, weniger und »bewusst« zu rauchen, als voll und ganz und für immer damit aufzuhören. Im ersten Fall bleiben Sie schließlich ein Süchtiger, der sich selbst ständig im Zaum halten muss und jedes Mal gegen die zwanghaften Gedanken an Zigaretten ankämpfen muss. Im zweiten Fall sind Sie nicht mehr süchtig und es besteht kein Bedürfnis mehr nach einer Zigarette.

Gibt es wirklich keinen Weg, weiterrauchen zu können ohne die Nachteile des Abhängigseins?

**Letzte Zweifel aus dem Weg räumen**

Denken Sie noch einmal gut darüber nach. Sie sind sehr lange süchtig gewesen, geben Sie es nicht zu leicht auf. Sie wollen ja nicht für eine Woche oder ein Jahr aufhören, sondern für immer dem Suchtelend entkommen. Es ist normal, dass Sie noch Angst spüren. Aber falls Sie noch zweifeln, ob Sie sich wirklich befreien wollen, dann denken Sie noch einmal gut nach. Legen Sie dieses Buch, wenn Sie dieses Kapitel gelesen haben, zur Seite. Schenken Sie sich etwas zu trinken ein und rauchen Sie eine Zigarette. Versuchen Sie, so bewusst wie möglich zu genießen.

Schmeckt es? Dann wundern Sie sich über diese seltsame Sucht, die etwas fein macht, was scheußlich ist, die verlangen lässt nach etwas, das krank und kaputtmacht.
Finden Sie es scheußlich?
Dann freuen Sie sich auf die Tatsache, dass Sie schon sehr bald nie mehr rauchen müssen.

## 25. Die bewusste Entscheidung mit *Aufatmen!*

Die meisten Methoden, deren Ziel es ist, Ihnen den Weg zum Nichtraucher zu erleichtern, sind darauf ausgerichtet, die körperlichen Entzugserscheinungen zu unterdrücken. Die körperlichen Entzugserscheinungen haben jedoch wenig Bedeutung! Es ist vielmehr die psychische Abhängigkeit, die es zu überwinden gilt. Wenn es manchen Menschen gelingt, mit Hilfe solcher Methoden mit dem Rauchen aufzuhören, geschieht das eher trotz der Methoden als dank dieser Methoden. Sehen wir uns einige dieser Methoden genauer an.

**Es gilt, die psychische Abhängigkeit zu überwinden**

An erster Stelle seien hier die Nikotinpflaster und Nikotinkaugummis genannt. Diese sorgen dafür, dass Ihr Nikotingehalt im Blut auch ohne Zigaretten auf Niveau bleibt. Genau genommen erleben Sie alle Schwierigkeiten des Aufhörens und trotzdem bleibt Ihre Nikotinabhängigkeit erhalten. Es geht natürlich darum, dass Sie in kleinen Schritten immer weniger Pflaster oder Kaugummi verwenden, bis Sie nach einer Weile kein Nikotin mehr benötigen. Eigentlich halten Sie damit Ihre Abhängigkeit nur länger aufrecht.
Hinzu kommt, dass durch die Nikotinpflaster und die Nikotinkaugummis suggeriert wird, dass es sehr schwierig

ist, die körperlichen Entzugserscheinungen in den Griff zu bekommen. Dahinter verbirgt sich wiederum die Suggestion, dass Rauchen doch eigentlich eine sehr feine Sache ist und dass es schrecklich schwer ist, mit dem Rauchen aufzuhören. Das ist es aber nicht! Die körperlichen Entzugserscheinungen spielen eine untergeordnete Rolle (darauf werde ich später noch eingehen). Es sind die fest verankerten falschen Annahmen über die Wirkung von Nikotin und die tief verwurzelte Illusion über das Geschmackvolle am Rauchen, die die Sucht so hartnäckig machen.

**Die untergeordnete Rolle der Entzugserscheinungen**

Es gibt noch weitere Methoden, die ebenfalls die körperlichen Entzugserscheinungen unterdrücken wollen, wie Akupunktur und Laserbehandlungen. Hier gilt genau dasselbe: Der Aspekt, der am wenigsten problematisch an der »Umpolung« ist, wird unterdrückt. Zugleich verstärken sie die falschen Annahmen, die den Süchtigen an das Rauchen binden. Auch wenn Sie es sogar schaffen sollten, mit Hilfe einer dieser Methoden zum Nichtraucher zu werden, werden Sie das Rauchen immer irgendwo in Ihrem Hinterkopf vermissen. Und Sie werden immer denken, dass die Zigarette so hin und wieder doch wirklich gut geschmeckt hat. Und an einem schlechten Tag, geplagt von widrigen Umständen, werden Sie zurückfallen in die Sucht, der Sie genau genommen nie ganz entkommen waren.

**Andere Methoden greifen zu kurz**

Methoden, die auf Hypnose basieren, gehen etwas tiefer und haben nicht nur Einfluss auf die körperliche Ebene der Abhängigkeit. Auch bestimmte psychische Suchtaspekte wie das zwanghafte Denken an Rauchen können zeitweise unterdrückt werden. Letztendlich greifen aber auch diese Methoden zu kurz, weil sie die entscheidende Illusion der Sucht intakt halten, dass das Rauchen nämlich (manchmal) sehr gut schmeckt, dass es manchmal in schwierigen Situationen eine hilfreiche Unterstützung ist, vor allem aber, dass es sehr schwer ist, auch nach dem Aufhören wirklich die Finger davon zu lassen. Hier zeigt sich einer der wichtigsten Unterschiede zwischen *Aufatmen!* und den meisten anderen Methoden. Die anderen suggerieren, dass der schwierigste Teil beim Aufhören dann kommt, wenn Sie aufgehört haben, nämlich der Kampf mit dem Verlangen. *Aufatmen!* dreht den Spieß um: Das Schwierigste am Aufhören ist das Treffen einer definitiven Entscheidung. Danach ist es wirklich ein Kinderspiel: keine Quälerei und kein Leid, sondern Erleichterung und Freude.

Dieser Unterschied lässt sich leicht erklären. Sucht ist schließlich gleichbedeutend mit Abhängigkeit und Ohnmacht. Bei anderen Entwöhnungsmethoden wird diese Ohnmacht verstärkt. Die Methoden unterstellen ja, dass Sie zu schwach sind, alleine mit dem Problem fertig zu werden, dass Sie also eine Technik, ein Hilfsmittel benötigen, das Ihnen zur Seite steht. Dadurch vergrößern sie die Angst, die jeder Süchtige schon im Übermaß besitzt, dass es nämlich furchtbar schwer sein wird, nie mehr eine Zigarette anzufassen. Solche Methoden erhalten die Sucht teilweise oder auch ganz. Mag sein, dass es manchen gelingt, sich auf diesem Weg, das Rauchen abzugewöhnen, aber psychisch bleiben sie in der Sucht hängen. Und das mit allen entsprechenden Risiken.

**Das Schwierigste ist das Treffen einer definitiven Entscheidung**

Es gibt nur einen Weg, um definitiv und ohne Entzugsquälerei vom Rauchen loszukommen, und das ist der Weg, bei dem Sie selbstständig, ohne Tricks und Mittelchen, eine sehr bewusste Entscheidung fällen, die Entscheidung, nie mehr zu rauchen. Das Frappante daran ist, dass Ihre Sucht nach dieser Entscheidung verpufft wie ein angepiekster Luftballon und dass es sich als völlig unproblematisch erweist, nicht mehr zu rauchen. Die anderen Methoden sind Methoden der Angst und bringen genau das, was jeder Raucher fürchtet: einen schwierigen Kampf, der nie ganz gewonnen werden kann. *Aufatmen!* ist eine Methode der Selbstständigkeit und des Verlangens nach Freiheit und Reinheit. Diese Methode bringt das, was sich jeder Raucher sehnlichst wünscht: ein sofortiges Ende des Kampfes mit sich selbst, ein Ende der Suchtproblematik und den Beginn eines neuen Lebens, in dem Rauchen keinerlei Rolle mehr spielt. Der einzige Nachteil dieser Methode besteht darin, dass Sie es ganz und gar selbst tun müssen. Und das ist gleichzeitig auch der größte Vorteil. Was Sie selbst zustande gebracht haben, kann Ihnen nichts und niemand mehr nehmen. Es wird Teil Ihrer selbst, es verleiht Ihnen ein neues Gefühl von Selbstwert und das bedeutet das unwiderrufliche Ende Ihrer Rauchsucht.

## 26. Praktische Tipps für die »Zeit danach«

**Die große, innere Säuberungsaktion**

Als ich mit dem Rauchen aufhörte, hatte ich während der ersten Tage fast ständig ein erhabenes Gefühl. Natürlich dachte ich noch sehr oft ans Rauchen, aber es fehlte das Zwanghafte. Mir wurde bewusst, dass es wirklich nicht mehr sein musste. Dadurch entstand ein unglaubliches Gefühl der Befreiung und der Erleichterung. Sicher spürt man gelegentlich die körperlichen Entzugserscheinungen in Form eines leichten Kribbelns und eines leeren Gefühls im Bauch. Aber jetzt fühlt sich das wie eine große, innere Säuberungsaktion an. Ich stellte mir vor, dass in mir mit Wischmopp und Schrub-

ber gearbeitet wird, um die Nikotinreste aus meinem Körper zu entfernen.
Die Putzaktion können Sie noch dadurch unterstützen, dass Sie viel frisches Obst und zusätzliche Körperbewegung auf den Plan setzen. Ein langer Spaziergang oder eine Fahrradtour werden dem erhabenen Gefühl der ersten Tage zugute kommen. Zum großen Reinemachen benötigt man viel Wasser. Trinken Sie, wann immer Sie das leere Gefühl haben, ein Glas Wasser.
Die körperlichen »Reinigungserscheinungen« halten in der Regel drei bis fünf Tage an. Bei einigen kann es auch mal länger dauern, aber nie mehr als drei Wochen. Schwierige Momente, falls es überhaupt welche gibt, sind ausnahmslos psychischer Natur. In den nächsten Kapiteln finden Sie eine Menge praktischer Tipps, wie Sie diesen schwierigen Momenten vorbeugen können und – falls sie doch ab und zu in Erscheinung treten sollten – wie Sie sie durch Ihre Reaktion in wenigen Minuten vertreiben können. Aber in aller Klarheit: Die schwierigen Momente haben nichts gemein mit den Schwierigkeiten, die man als Raucher fürchtet, wenn man an das Aufhören denkt. Ich hatte während der wenigen schwierigen Momente, die ich selbst nach dem Aufhören erlebt habe, keinen Augenblick das Gefühl, dass ich wieder anfangen wollte zu rauchen. Schwierige Momente sind Momente, in denen man glaubt, das Rauchen zu vermissen. Es sind Illusionen, Überreste aus einer Sucht-Vergangenheit, die längst nicht mehr zu Ihnen passen. Aber man kann trotzdem sehr verdrießlich davon werden, wenn man falsch darauf reagiert.

**Schwierige Momente sind ausnahmslos psychischer Natur**

Die nächsten Kapitel fungieren als Wegweiser durch das neue Land der Unabhängigkeit. Denn obwohl Sie gleich ab dem ersten Tag vom Rauchen befreit sind, ist Ihnen die

Unfreiheit so vertraut, dass Sie Gefahr laufen, Schwierigkeiten zu kreieren, die gar nicht vorhanden sind. Wenn man sich die Rauchsucht wie einen Luftballon vorstellt, der in dem Augenblick zerplatzt, in dem man den Entschluss fasst aufzuhören, so kann es geschehen, dass einem in den ersten Wochen und Monaten nach dem Aufhören noch einige kleine Luftballone über den Weg laufen. Trifft man unvorbereitet auf diese Stolpersteine, ist die Gefahr groß, dass man die Luftballone selbst wieder aufbläst und sich so in ernsthafte Schwierigkeiten bringt. Erkennt man jedoch diese kleinen Stolperstein-Ballone, kann man sie sofort pieksen.

**Stolpersteine und Fallgruben erkennen und umgehen lernen**

Der Weg zum Nichtraucher kennt zwei Etappen: das Aufhören und das nicht wieder Anfangen. *Aufatmen!* ist für beide Etappen da. Die Art und Weise, wie Sie mit dem Rauchen aufhören, ist unendlich wichtig für die erste Zeit nach dem Aufhören. Davon hängt es ab, ob die ersten Wochen ein einziges Fest der Befreiung werden oder eine Qual und ein Kampf mit sich selbst. Auch danach ist es immer noch wichtig, die Fallgruben zu erkennen, die Sie wieder in die Sucht zurückwerfen möchten. Das wird in den nächsten Kapiteln ebenfalls besprochen. Es kommt nämlich vor, dass jemand wieder mit dem Rauchen beginnt, ohne sich auch nur im Geringsten nach einer Zigarette zu sehnen. Es kommt vor, dass sich jemand in dem Moment, in dem er erkennt, nicht mehr süchtig zu sein, eine Zigarette anzündet.

Sucht ist eine seltsame Macke in der menschlichen Psyche. In den nächsten Kapiteln können Sie mehr darüber erfahren. Wenn Sie sie sorgfältig lesen, kann Ihnen nichts Unerwartetes mehr passieren. Sie werden die schwierigen Momente auf ein niedriges Niveau reduzieren können und

Ihre Freiheit wird keine Sekunde gefährdet sein. Sie werden schon, bevor Sie aufhören, den ganzen Weg, der dann kommt, kennen und Ihre Route abgesteckt haben. Die nächsten Kapitel werden wie die Vorbereitung auf den schönsten Urlaub sein, den Sie jemals buchen werden, ein Urlaub, der für den Rest Ihres Lebens dauern wird, ein Urlaub nämlich, in dem Sie sich rein fühlen und ehrlich sich selbst gegenüber.

## 27. Die Angst vor den Gedanken

**Gedanken an eine Zigarette nicht verdrängen**

Viele Raucher befürchten, dass sie, wenn sie einmal mit dem Rauchen aufgehört haben, dennoch immer und immer wieder ans Rauchen denken werden. An ihrem ersten Nichtrauchertag versuchen sie deshalb, jeden Gedanken an Zigaretten aus ihrem Kopf zu verbannen. Damit begehen sie den größten Fehler, den ein Ex-Raucher machen kann. Sobald man einen Gedanken verdrängen möchte, verstärkt man diesen Gedanken. Wenn man den Gedanken an eine Zigarette verdrängt, wird aus diesem Gedanken innerhalb weniger Stunden eine Obsession. Und es scheint nur eine Möglichkeit zu geben, den quälenden Gedanken an eine Zigarette loszuwerden: sich eine anzuzünden. Damit misslingt der Versuch, nicht mehr zu rauchen, schon nach wenigen Stunden oder Tagen. Der Grund: Angst vor einem Gedanken.

Aus der Psychologie sind Experimente mit dem Verdrängen von Gedanken bekannt. Dazu gehört das folgende Experiment: Eine Gruppe von Versuchspersonen bekam den Auftrag, fünf Minuten lang nicht an einen weißen Bären zu denken. Und danach sollten sie fünf Minuten lang an einen weißen Bären denken. Eine andere Gruppe bekam den Auftrag in umgekehrter Reihenfolge: zuerst fünf Minuten an einen weißen Bären denken, dann fünf Minuten nicht an den weißen Bären denken. Die Ergebnisse des Experiments sind erstaunlich: es gelang niemanden, fünf Minuten nicht an einen weißen Bären zu denken. In den fünf Minuten, in denen die Teilnehmer nicht an das Tier denken sollten, dachten sie sogar noch häufiger an den Bären als in den fünf Minuten, in denen sie eigentlich an ihn denken sollten. Möchte man einen Gedanken nicht denken, verstärkt sich der Gedanke und kommt häufiger zurück.

**Gedanken können zur Obsession werden**

Bei Gedanken an einen weißen Bären ist das Gefühl neutral. Manche Gedanken werden jedoch von Angst begleitet. Dieses Phänomen kennen die meisten von uns in einer leichten Form: Sie liegen abends im Bett und denken sich plötzlich: Habe ich auch die Tür zugesperrt?

Sie verdrängen den Gedanken wieder, weil Sie keine Lust haben aufzustehen und nachzusehen. Der Gedanke kommt nun verstärkt zurück, genährt von einem leichten Gefühl der Unsicherheit, falls die Wohnungstüre doch nicht abgesperrt sein sollte. Obwohl Sie eigentlich so gut wie sicher wissen, dass Sie die Türe bereits abgesperrt haben, entwickelt sich der Gedanke durch das Verdrängen weiter zu einem zwanghaften Gedanken und nach weniger als fünf Minuten stehen Sie auf, um nachzusehen. Es zeigt sich, dass die Tür, wie erwartet, abgesperrt ist.

Ein Raucher verdrängt zigmal am Tag den Gedanken an eine Zigarette. Würde er bei jedem Gedanken an eine Zigarette auch wirklich eine anzünden, käme er womöglich auf fünf Päckchen Zigaretten pro Tag. Das Verdrängen der Gedanken an eine Zigarette führt dazu, dass sie zur Obsession werden. Man will diese unangenehmen Gedanken ans

Rauchen gerne loswerden und es entsteht eine zunehmende Gier nach einer Zigarette. Schließlich zündet man sich die Zigarette an und ist für einen kurzen Moment von den zwanghaften Gedanken erlöst. Nachdem man die Zigarette ausgemacht hat, fängt der Zyklus bald wieder von vorne an: Gedanke an Rauchen, der Gedanke wird verdrängt, der zwanghafte Gedanke entsteht, es folgt der Wunsch, von der Obsession erlöst zu sein, Anzünden einer Zigarette. Gleichzeitig baut der Raucher eine riesige Angst davor auf, diese Obsession nicht mehr auflösen zu können. Denn stellen Sie sich vor: ein ganzes Leben an Zwangsgedanken leiden, ohne die Aussicht, sie ab und zu durch eine Zigarette für kurze Zeit zum Schweigen zu bringen!

**Raucher leiden an zwanghaften Gedanken**

Doch seien Sie beruhigt: Diese Angst gehört zu Ihrer Sucht. Sie ist eine Folge der Sucht und wird in dem Moment, in dem Sie sich aus Ihrer Abhängigkeit befreit haben, verschwinden. Es ist der Raucher, der tagtäglich an seinen zwanghaften Gedanken leidet, nicht der Ex-Raucher.

Wenn Sie mit dem Rauchen aufhören, werden Sie in den darauf folgenden Tagen und Wochen sehr oft ans Rauchen denken. Es gibt keinen Grund, sich davor zu fürchten, denn jeder Gedanke an eine Zigarette wird begleitet werden von dem Gefühl, dass Sie sie nicht mehr brauchen. Jeder Gedanke an eine Zigarette wird Ihnen das Gefühl einer Befreiung vermitteln, das Gefühl, wieder selbst zu bestimmen, was Sie tun und was Sie nicht tun, das Gefühl von Unabhängigkeit. Den größten Fehler, den Sie begehen können, ist, die Gedanken an eine Zigarette zu verdrängen. Es ist völlig normal, dass Sie nach dem Aufhören sehr oft gedanklich mit dem Rauchen beschäftigt sind. Wenn Sie das für sich als normale Sache akzeptieren können, wenn Sie sogar ab und zu die

**Wieder selbst bestimmen, was man tut**

Gedanken ans Rauchen und das dazugehörige Gefühl von Freiheit genießen, werden diese Gedanken allmählich nachlassen. Immer häufiger werden Sie dann feststellen, dass Sie nun schon eine Stunde oder mehrere Stunden nicht ans Rauchen gedacht haben. Ärgern Sie sich vor allem nicht über die Gedanken. Hatten Sie erwartet, dass Sie von einem Tag auf den anderen einen Gedanken stilllegen könnten, der Ihnen jahrelang zigmal täglich durch den Kopf ging?

Es ist absolut normal, dass Sie während der ersten Wochen und Monate unzählige Male ans Rauchen denken. Nur, die Gedanken bedeuten nichts mehr. Das Gefühl, das sich dabei einstellt, ist nicht mehr ein Gefühl der Ohnmacht und der Frustration über die Unfähigkeit, die widerliche Sucht zu beenden. Sie werden bei den Gedanken an Zigaretten Unabhängigkeit fühlen, Freiheit und Erleichterung. Und an jedem neuen Tag werden Sie weniger häufig ans Rauchen denken als am Tag zuvor. Schade eigentlich, einerseits: Nach einer Weile findet man es völlig normal, nicht zu rauchen. Doch auch noch nach Monaten und Jahren des Nichtrauchens werden Sie sich ab und zu darüber freuen, dass Sie für immer davon befreit sind.

**Unabhängigkeit, Freiheit und Erleichterung empfinden**

## 28. Nur eine Zigarette gibt es nicht

Eine sehr große Fehleinschätzung, die man beim Aufhören mit dem Rauchen machen kann, ist der Gedanke, es gäbe so etwas wie »nur eine einzige«. Bei Abhängigkeiten gilt nur ein Gesetz: Entweder man ist es oder man ist es nicht. Ist man es nicht, will man gar keine Zigarette. Auf Situationen, in denen ein ehemaliger Raucher denkt, es könnte doch

nicht schaden, eine einzige Zigarette anzuzünden, werde ich später noch ausführlicher eingehen.
Die Idee »nur eine einzige« entsteht in einem schwierigen Moment, in dem Sie den Gedanken an eine Zigarette verdrängt haben. Der Gedanke verstärkt sich daraufhin. Nun wollen Sie aber nicht dazu übergehen, wieder mit dem Rauchen anzufangen. Andererseits empfinden Sie den Gedanken, nie mehr zu rauchen, in diesem Moment als zu beklemmend. Der Ausweg scheint darin zu bestehen, »nur eine einzige« zu rauchen. Dabei handelt es sich jedoch um eine Mogelpackung und allein schon aufgrund dessen um einen Rückfall in die Abhängigkeit. Ein Abhängiger kommt nämlich auch zu keiner Entscheidung; weder gegen noch für das Rauchen. Ein Abhängiger beschummelt sich selbst.

**Ein Abhängiger beschummelt sich selbst**

»Nur eine einzige, zum Beweis dafür, dass es mir nichts mehr bedeutet.« Es ist sehr wahrscheinlich, dass diese eine Zigarette nach einigen Tagen oder Wochen des Nichtrauchens überhaupt nicht schmeckt. Zufrieden werden Sie also feststellen: »Na also, ich habe es geschafft.« Gleichzeitig fängt das Nikotin dieser Zigarette schon wieder an, in Ihrem Körper leichte Entzugserscheinungen aufzubauen. Innerhalb weniger Tage werden Sie wieder denken, dass eine einzige Zigarette nicht schadet. Und ganz allmählich, ohne dass Sie sich richtig dafür entscheiden müssen, wieder zu rauchen, fangen Sie es wieder an. Lassen Sie es sich ein für alle Mal deutlich gesagt sein:

Nur eine Zigarette gibt es nicht!

Eine Zigarette bedeutet den Beginn der Kette von Entzugserscheinungen, die Sie mit einer weiteren Zigarette wieder aufheben müssen, welche ihrerseits wiederum Entzugserscheinungen verursacht, die Sie mit der nächsten Zigarette wieder aufheben müssen und so weiter. Mit der einen einzigen Zigarette können Sie nie Ihre Unabhängigkeit beweisen. Sie beweisen nur, dass Sie wieder anfangen. Sicher würden Sie in den ersten Wochen und Monaten weniger rauchen und eine Weile würden Sie vielleicht davon überzeugt sein, dass Sie alles gut unter Kontrolle haben. Es gibt kein Rauchen ohne Sucht, keine Sucht ohne Abhängigkeit, keine Abhängigkeit ohne Beklemmung, Unfreiheit, Selbsthass. In kürzester Zeit werden Sie wieder einen Anlauf zum Aufhören nehmen müssen. Es gibt nämlich keine Sucht ohne den Wunsch, nicht süchtig zu sein.

## 29. Rauchen ist immer erlaubt

**Verbote bewirken oft das Gegenteil**

Wenn Sie mit dem Rauchen aufgehört haben, können Sie den großen Fehler begehen, sich zu sagen, dass Sie nun nie mehr rauchen dürfen. In psychologischer Hinsicht wirkt das ungefähr so wie das bekannte rote Tuch auf den Stier. Die Wirkung ist eine vergrößerte Wiedergabe dessen, was wir bereits erfahren haben, als es darum ging, nicht an einen weißen Bären zu denken. Ein Gedanke, den man sich verbietet, wird lauter. Verbietet man sich nun, jemals wieder zu rauchen, verstärkt man damit den Irrglauben, Rauchen sei etwas Begehrenswertes. Aus diesem Grund hätte ein allgemeines Rauchverbot oder auch nur das Verbot, Tabakwaren zu verkaufen, die gegenteilige Wirkung. Rauchen würde für viele Menschen, vor allem für Jugendliche, dadurch attraktiver werden.

In der Praxis entwickelt sich die Haltung, nicht rauchen zu dürfen, meist wie folgt. Durch eine bestimmte Situation oder ein bestimmtes Ereignis ist eine schwierige Situation entstanden. Ich komme später noch ausführlich auf diese schwierigen Momente zu sprechen. In dieser schwierigen Situation nun beschleicht Sie der Gedanke an eine Zigarette. Hier machen Sie Ihren ersten Fehler und schieben diesen störenden Gedanken weg. Daraufhin wird er stärker und nach einiger Zeit geht er in einen zwanghaften Gedanken, eine Obsession, über. Sie wünschen sich ein Ende dieses obsessiven Gedankens, also eine Zigarette. Sie wollen aber nicht wieder mit dem Rauchen beginnen. Flüchtig denken Sie: nur eine einzige. Aber nein, Sie haben das Buch *Aufatmen!* gelesen und wissen, dass eine einzige Zigarette zu rauchen bedeutet, wieder mit dem Rauchen anzufangen. Und so sagen Sie sich: »Nein, ich darf nicht mehr rauchen.« Hölle und Verdammung drohen Ihnen, falls Sie doch eine Zigarette nehmen sollten. Sie verbieten sich die Zigaretten.

**Sich das Rauchen zu verbieten ist falsch**

Das ist der Anfang eines Kampfes zwischen Ihnen und Ihrer Willensstärke. Diesen Kampf können Sie nicht gewinnen. Sie können nur versuchen, eine gewisse Zeit lang nicht zu verlieren, aber das wird mit Sicherheit eine mühsame Zeit werden. Und das alles nur, weil Sie den Gedanken an eine Zigarette verdrängt haben und weil Sie sich einredeten, Sie dürften auf keinen Fall rauchen.
Wieso aber dürfen Sie nicht mehr rauchen?
Natürlich dürfen Sie rauchen. Es wurde kein Gesetz verabschiedet, wonach rauchen verboten ist. Es steht Ihnen völlig frei zu rauchen, wann Sie wollen. Der Rauchsüchtige ist derjenige, der unfrei ist, der den Drang spürt, etwas zu tun, was er gar nicht tun möchte. Der Rauchsüchtige sagt sich: »Eigentlich darf ich nicht rauchen.« Er macht es dann doch und fühlt sich schuldig. Sie hören mit dem Rau-

chen auf, um sich frei zu fühlen, und würden sich dann sofort wieder in ein anderes Gefängnis einsperren, in das Gefängnis des »Ich darf nie mehr rauchen«.

Sagen Sie sich nie, dass Sie nicht mehr rauchen dürfen. Denn nur wenn Sie wissen, dass Sie rauchen dürfen, können Sie sich auch gegen das Rauchen entscheiden. Das »Nicht-rauchen-Dürfen« gehört zu den gemeinsten Stacheln im Suchtdenken. Wie lange haben Sie geraucht und sich nach Befreiung von der Sucht gesehnt? Wie lange sehnen Sie sich schon nach dieser Reinheit und Unabhängigkeit?

Sie haben dann nach einem langen, schweren Kampf mit Ihrer Angst die schrecklich schwierige Entscheidung getroffen, aus der Sucht herauszugehen, sich für sich selbst zu entscheiden, für Ihre Gesundheit, Ihre Freiheit. Was heißt hier »Ich darf nicht mehr rauchen«? Ersetzen Sie Rauchen durch das Synonym Süchtigsein und hören Sie, was Sie eigentlich sagen: »Ich darf nicht mehr süchtig sein.« Sehen Sie, wie unsinnig dieser Gedanke ist?

**Schwierige Momente als kurze Nachwirkung Ihrer früheren Sucht**

Sie werden vielleicht einige schwierige Momente haben, nachdem Sie mit dem Rauchen aufgehört haben. Das Einzige, was Sie in einem solchen Moment tun müssen, ist, sich bewusst zu machen, dass dieser schwierige Moment nur eine kurze Nachwirkung Ihrer früheren Sucht ist. Machen Sie sonst nichts! Verdrängen Sie den Gedanken an eine Zigarette nicht. Sagen Sie nie: »Ich darf nicht rauchen.« Jeder Mensch hat das Recht, sich kaputtzumachen auf die Art und Weise, die er dafür auswählt. Die Frage dabei ist: Wollen Sie das wirklich? Oder wollen Sie lieber gut zu sich sein?

Wenn Sie einmal einen schwierigen Moment haben, dann denken Sie daran zurück, warum Sie beschlossen haben, nicht mehr zu rauchen. Und machen Sie sonst gar nichts! Das unangenehme Gefühl geht innerhalb weniger Minuten ganz von selbst wieder vorbei.

## 30. Vermeidungsverhalten

In den vorhergehenden Kapiteln dürfte schon deutlich geworden sein, dass Angst ein schlechter Ratgeber ist, wenn man dabei ist, mit dem Rauchen aufzuhören. Da Sie Angst davor haben, dass der bloße Gedanke ans Rauchen Lust auf eine Zigarette hervorruft, verdrängen Sie den Gedanken ans Rauchen. Nach einer Weile wird eine Obsession daraus und ein Verlangen. Da Sie jedoch Angst davor haben, wieder zur Zigarette zu greifen, rufen Sie sich zu, dass Sie nicht rauchen dürfen. Dadurch geben Sie dem Rauchen den Anschein, es sei etwas Attraktives, und vergessen, warum Sie sich so gerne davon befreien wollten. Nicht der Gedanke ans Rauchen, auch nicht die Lust auf eine Zigarette lassen Sie zurückfallen in die abscheuliche Sucht. Es ist vielmehr die Angst vor dem Gedanken ans Rauchen und es ist die Angst vor der Lust auf eine Zigarette, die der Sucht eine neue Chance geben. An sich kann gar nichts schief gehen, wenn Sie sich nur daran erinnern, wie das ist, süchtig zu sein, und wie schön es ist, sich selbst ein Leben ohne Sucht zu gönnen.

**Keine Situationen vermeiden, vor denen man Angst hat**

Nachdem wir aufgehört haben zu rauchen, flüstert die Angst uns ein, dass es besser sei, bestimmte Situationen zu vermeiden. Die Situationen nämlich, von denen wir annehmen, dass sie schwierig für uns sein könnten. Das Vermeiden dieser Situationen ist jedoch vergleichbar mit dem Verdrängen der Gedanken an eine Zigarette. Indem Sie bestimmte Situationen vermeiden aus Angst, dass es darin schwierig für Sie werden könnte, verstärken Sie die Angst. Sie vergrößern Ihre Unfreiheit und schaffen somit die Schwierigkeiten, vor denen Sie Angst haben. Sie werden früher oder später sowieso in diese Situationen kommen, warum also nicht von Anfang an?

Vielleicht haben Sie eine gute Freundin oder einen guten Freund, der überzeugter Raucher ist. Einen Menschen also, der nicht in der Lage ist, sich und anderen einzugestehen, dass er süchtig ist. Sie werden dann geneigt sein, den Freund oder die Freundin vorübergehend nicht mehr aufzusuchen. Gehen Sie in einem solchen Fall erst Ihren eigenen Motiven genau auf den Grund. Möglicherweise lag die Basis der Freundschaft größtenteils in der gemeinsamen Sucht? Dann wird das Bedürfnis nach einem Zusammensein tatsächlich nachlassen. Wenn Sie aber dem Zusammensein aus dem Weg gehen aus Angst, Sie könnten Lust auf eine Zigarette bekommen, dann gehen Sie so schnell wie möglich hin. Und gehen Sie getrost davon aus, dass die andere Person eifersüchtig auf Sie sein wird und nicht umgekehrt. Ein echter Freund wird sich für Sie freuen, er wird Sie beglückwünschen und wird in keiner Weise versuchen, Sie zum Rauchen einer Zigarette zu verführen.

**Echte Freunde werden sich für Sie freuen**

Das Gesagte gilt für alle Formen von sozialem Kontakt, bei denen geraucht wird. Der Billardabend, der Kinobesuch mit einer Freundin, der Aufenthalt in der Kneipe mit den Chormitgliedern – gehen Sie dem nicht aus dem Weg!

Dasselbe gilt für alle anderen Situationen, in denen Sie früher sehr viel geraucht haben. Gibt es eine stressige Unterredung mit Ihrem Chef? Sofort erledigen. Eine lange, eintönige Autofahrt? Nehmen Sie sich schöne Musik mit und fahren Sie sofort los. Eine schwierige Aufgabe, bei deren Bewältigung Sie sich beträchtlich konzentrieren müssen? Sie werden sehen, dass es ohne zu rauchen sogar besser geht. Jedes Mal, wenn Sie diese Dinge vor sich her schieben oder ihnen aus dem Weg gehen, lassen Sie die Angst regieren und vergrößern damit erst die Probleme, die Sie verhindern wollten. Jedes Mal, wenn Sie diesen Situationen mit offenem Visier entgegentreten, spüren Sie Ihre eigene Kraft, stärken Sie Ihre Unabhängigkeit, Ihr Selbstwertgefühl. Und sogar wenn es so wäre, dass es Ihnen in einer dieser Situationen einen Moment lang wirklich schwer fallen sollte, ist es besser, kurz nach dem Aufhören diesen Moment zu erleben als viel später. Denn wenn Sie gerade erst aufgehört haben, fällt es Ihnen noch leicht, einen schwierigen Moment zu akzeptieren. Wenn Sie aber erst nach einigen Monaten einen schwierigen Moment erleben, werden Sie sich viel verdrießlicher fühlen. Ich werde Ihnen dazu ein Beispiel geben.

**Die eigene Kraft spüren**

Ich bin ein begeisterter Segler. Mit meinem alten Zweimaster aus Holz bin ich in den Sommerferien des Öfteren eine Woche auf dem Ijsselmeer und dem Wattenmeer unterwegs. Segeln ist manchmal sehr spannend, manchmal aber auch sehr eintönig, und man segelt auf einem so großen Schiff immer zusammen mit anderen Menschen. Das sind alles Situationen, in denen man als Raucher viel mehr raucht als sonst. Ich hörte im Herbst mit dem Rauchen auf, kurz nach dem Ende der Segelsaison. Das erste Mal, dass ich dann als Nichtraucher zum Segeln ging, war sechs Monate später. Mein letzter schwieriger Moment lag da schon Monate zurück. Aber kaum waren die Segel gehisst und der Kaffee an Deck gebracht, kamen mir plötzlich und anhaltend Gedanken ans Rauchen in den

**Die neue Unabhängigkeit stärkt das Selbstwertgefühl**

Sinn. Segeln war für mich noch mit dem Rauchen verbunden und nun segelte ich zum ersten Mal als Nichtraucher. Es war übrigens nicht so, dass ich wirklich in Verführung gebracht wurde zu rauchen. Ich war schließlich viel zu froh, dass ich vom Rauchen befreit war. Aber von den Gedanken ans Rauchen war ich während der ersten Segeltage ab und zu ziemlich gereizt. Dabei passten diese Gedanken schon lange nicht mehr zu mir. Nach einigen herrlichen Segeltagen verschwanden sie schließlich ganz von alleine und so wurde auch der Segler in mir ein glücklicher Nichtraucher.

Während der ersten Tage und Wochen, nachdem Sie mit dem Rauchen aufgehört haben, fühlen Sie sich am stärksten. Das Gefühl, dass Rauchen nicht mehr sein muss, ist noch neu. Man ist froh um die Luft, die man einatmet. Man spürt, wie sich die Kondition täglich verbessert. Die neue Unabhängigkeit gibt einem ein starkes Selbstwertgefühl. Diese neue Kraft sollten Sie nutzen und sofort alle Situationen, vor denen Sie Angst haben, aufsuchen oder sie wenigstens nicht meiden. Das Messer schneidet an zwei Seiten. Denn immer wenn Sie eine scheinbar schwierige Situation gemeistert haben, stärken Sie Ihre Unabhängigkeit und Ihr Selbstwertgefühl.

**Auswirkungen auf andere Bereiche im Leben**

So kann von der Tatsache, dass Sie aufgehört haben zu rauchen, ein Impuls ausgehen, der auch auf anderen Gebieten Ihr Leben verändern kann. Ich habe Menschen erlebt, die mit dem Rauchen aufgehört haben und dann gleich ein Beurteilungs- und Orientierungsgespräch mit ihrem Vorgesetzten erbeten haben; oder die das Gespräch mit einem Kollegen gesucht haben, mit dem seit längerer Zeit etwas nicht stimmte; oder die sich jetzt auch einmal zutrauten, die netten Nachbarn zum Kaffee einzuladen. So schlaff wie man sich manchmal fühlen kann, wenn man süchtig ist, so stark fühlt man sich anfangs, wenn man aufgehört hat. Es hängt von Ihnen ab, ob Sie diese Energie auch für andere Dinge einsetzen und ob Sie auf dem Weg der Unabhängigkeit und der Freiheit weitergehen. Vom Rauchen sind Sie ja dann schon befreit.

Woher kommt es eigentlich, dass so viel neue Kraft und Inspiration freigesetzt wird, wenn Sie mit dem Rauchen aufhören?

Nun, diese positiven Gefühle sind eine Folgeerscheinung der Tatsache, dass Sie den Entschluss gefasst haben, vor dem Sie lange Zeit große Angst hatten, nämlich definitiv mit dem Rauchen aufzuhören.

Sie wollten gerne das Rauchen aufgeben und hatten Angst davor. Wenn man sich etwas wünscht, vor dem man gleichzeitig Angst hat, dann gibt es einem sehr viel Kraft und Selbstwertgefühl, wenn man dieser Angst nicht mehr aus dem Weg geht. Angst überwinden heißt nicht, die Angst nicht mehr zu spüren, sondern sie zu akzeptieren und zu versuchen, zusammen mit ihr sein Ziel zu erreichen. Deshalb ist es auch so wichtig, dass Sie, nachdem Sie mit dem Rauchen aufgehört haben, nicht alle jene Situationen meiden, vor denen Sie noch einen Rest von Angst spüren und bei denen Sie denken, es könnte schwierig werden, nicht zu rauchen.

**Die Angst akzeptieren lernen und sie dadurch überwinden**

Und deshalb funktioniert es so gut, allen anderen Situationen in Ihrem Leben, vor denen Sie Angst empfinden, nicht aus dem Weg zu gehen. Manchmal geht es nur um Kleinigkeiten. Ich verhielt mich früher viel ängstlicher als heute. Wenn sich jemand beim Bäcker auf überdeutlich arrogante Weise vordrängt, gelingt es mir jetzt, diese Person ganz freundlich, aber dennoch bestimmt darauf hinzuweisen, dass ich zuerst an der Reihe bin. Das gibt mir immer noch ein Gefühl von Stärke. So hat jeder Mensch seine eigenen, hinter Ängsten verborgenen Wünsche. Würden Sie gern einmal Ihrem Vater oder Ihrer Mutter sagen, wie Sie Ihre Erziehung erlebt haben? Gibt es Bereiche in Ihrer Beziehung, die nicht optimal sind, die Sie aber nicht anzupacken wagen? Würden Sie gern einmal jemandem, den Sie nett finden, einfach so einen Strauß Blumen schenken, haben aber Angst davor, dass der oder die andere das seltsam finden könnte?

Für alle diese Dinge gilt, dass Sie sie auch lassen können. Die Option kennen Sie wahrscheinlich schon gut genug, doch versuchen Sie einmal etwas Neues. Tun Sie einmal das, wovor Sie Angst haben. Beginnen Sie damit, der schrecklichen Sucht den Rücken zu kehren. Ich versichere Ihnen: Es ist eine fantastische Erfahrung!

**Etwas Neues versuchen**

## 31. Die richtige Planung

Wer sich ernsthaft überlegt, mit dem Rauchen aufzuhören, sieht verschiedene Gründe, warum es »vernünftiger« ist, noch ein wenig damit zu warten. Hier folgt eine Auswahl der vielen Verzögerungsargumente:

- Ich warte lieber bis nach der Führerscheinprüfung, dann bin ich etwas ruhiger.
- Jetzt kommt erst noch die Hochzeit meiner besten Freundin, dann werde ich aufhören.
- Ich werde kurz nach dem Urlaub aufhören, dann kann ich es bis dahin noch genießen.

- Ich höre kurz vor meinem Urlaub auf, dann muss ich in den ersten Wochen, in denen ich nicht rauche, nicht in die Arbeit gehen.
- Ich werde im Sommer aufhören, denn im Winter bin ich viel zu trübsinnig.
- Ich werde im Winter aufhören, da fällt es mir leichter, zu Hause zu bleiben.
- Ich warte mit dem Aufhören, bis ich wieder eine Beziehung habe, denn dann bin ich viel ausgeglichener.
- Ich werde erst aufhören, wenn mit meinem Partner Schluss ist, denn der raucht wie ein Schlot.
- Ich höre auf, wenn ich wieder einmal Grippe habe, weil mir das Rauchen dann gar nicht schmeckt.
- Ich höre auf, wenn ich wieder gesund bin, dann kann ich sofort Sport treiben.

Alle Gründe, die angeführt werden, um den Moment des Aufhörens hinauszuzögern, sind in Wirklichkeit ein Ausdruck von Angst. Der Angst sollten Sie besser nicht nachgeben, denn damit schränken Sie Ihre Bewegungsfreiheit ein. Der beste Moment aufzuhören ist immer JETZT.
Macht es überhaupt keinen Sinn, das Aufhören zu einem bestimmten Zeitpunkt zu planen?
Im Prinzip ist es egal, wann Sie aufhören. Ob Sie nun am Tag vor Ihrer Führerscheinprüfung aufhören oder am Tag danach, ist unerheblich. Sobald Sie aufgehört haben, müssen Sie nicht mehr rauchen, auch dann nicht, wenn Sie sich in einer Stresssituation befinden. Warum sollten Sie den Stress noch verstärken, indem Sie wieder eine Zigarette anzünden? Mit dem Rauchen aufzuhören ist ein Fest. Warum sollten Sie dieses Fest hinauszögern? Warum wollen Sie bis nach Ihren Prüfungen warten? Wenn Sie nicht rauchen, können Sie

**Mit dem Rauchen aufhören ist ein Fest**

sich besser konzentrieren. Warum sollten Sie warten, bis die Hochzeit Ihres besten Freundes vorbei ist? Wenn Sie nicht rauchen, können Sie sich besser entspannen und genießen, ohne dass Sie sich erst eine Zigarette anzünden müssen.

Die einzige Planung, die sinnvoll sein kann, ist die, dass Sie den Tag und die Stunde, in der Sie Ihre letzte Zigarette rauchen, festlegen. Es gibt sieben Tage in der Woche, also kann es nie länger als eine Woche dauern, bis Ihr Lieblingstag kommt. Ich habe meine letzte Zigarette an einem Sonntag so gegen Mitternacht geraucht. Für mich trägt der Montag immer noch ein bisschen das Gefühl des Neuanfangs in sich und mein erster Tag als Nichtraucher musste einfach ein Montag sein. Zusätzlich gefiel es mir, mich nach der letzten Zigarette schlafen zu legen und den nächsten Tag als Nichtraucher zu beginnen. Aber ich habe natürlich viele Geschichten gehört über die Momente, die andere gewählt haben, um ihre letzte Zigarette zu rauchen. Viele Menschen entscheiden sich für den Samstagabend, weil sie dann den ganzen Sonntag als ersten rauchfreien Tag genießen und etwas Schönes unternehmen können. Aus demselben Grund ist der Freitagabend beliebt. Manche rauchen ihre letzte Zigarette am frühen Morgen bei einem herrlichen Sonnenaufgang. Wieder andere beschließen, ihre letzte Zigarette direkt nach dem Lesen der letzten Seite dieses Buches zu rauchen. Für manche war das zufällig an einem normalen Arbeitstag, sie haben sich mit der letzten Zigarette zurückgezogen und diese ganz allein auf der Toilette geraucht.

**Man kann jederzeit mit dem Rauchen aufhören**

Für das Aufhören an sich macht das alles keinen Unterschied. Sorgen Sie jedoch dafür, dass Sie den Moment voll und ganz erleben können. Gegen Ende des Buches werde ich Ihnen noch ein wenig mehr über das besondere Geschehen, das das Rauchen der letzten Zigarette ist, erzählen. Jetzt haben Sie vielleicht schon eine Vorstellung, auf welchen Tag und auf welche Zeit dieser festliche Moment bei Ihnen fallen wird.

## 32. Die Gesellschaft anderer Raucher

Wenn man gerade mit dem Rauchen aufgehört hat, entwickelt man die Neigung, die Gesellschaft anderer Raucher zu meiden. Die Angst vor den Rauchern ist zwar ein verständliches Überbleibsel des Abhängigkeitsdenkens, für einen Ex-Raucher jedoch völlig unangebracht. Zudem ist es schade, denn wer Rauchern aus dem Weg geht, bringt sich selbst um das herrliche Gefühl, der Sucht, die die anderen noch am Hals haben, entkommen zu sein. Wenn hier jemand Angst hat, dann die Raucher, die mit jemandem konfrontiert werden, der damit aufgehört hat. Vielleicht werden sie ihre Unsicherheit hinter skeptischen Bemerkungen verbergen wie »Wir sprechen uns in einem Monat wieder« oder so. Aber der ehrliche Raucher wird Ihnen gratulieren, weil Sie es geschafft haben, und manchmal wird einer hinzufügen, dass es nicht mehr lange dauern wird, »bis er auch so weit ist«. Ach, Sie kennen die Ausreden, die dazu dienen, das Aufhören hinauszuschieben, aus eigener Erfahrung; also lachen Sie verständnisvoll und ermunternd.

**Ehrliche Raucher werden Ihnen gratulieren**

Es ist im Grunde unerheblich, ob Sie sich in der Gesellschaft von Rauchern oder Nichtrauchern aufhalten. Falls Sie allerdings plötzlich ein schwieriger Moment überfällt, kann die Gesellschaft von Rauchern Ihre gute Stimmung weiter eintrüben. In einem schwierigen Moment (darüber später mehr) entsteht die Neigung, den Gedanken ans Rauchen zu verdrängen. Das Verlangen nach einer Zigarette, das daraus entstehen kann, wird noch stärker verdrängt. Ein innerer Konflikt entsteht. Plötzlich sehen Sie sich umringt von Menschen, die alle eine Zigarette rauchen. Dann geschieht etwas Merkwürdiges.

**Die Falle des Selbstmitleids**

Sie sehen auf einmal, wie sehr die Raucher ihre Zigaretten genießen. Mit lachenden Gesichtern und strahlenden Augen inhalieren sie und blasen mit sichtbarem Wohlbefinden den Rauch wieder aus. Sie fühlen sich plötzlich sehr einsam, während sich die anderen lachend miteinander unterhalten. Sie fühlen sich schwach, während die anderen alle glücklich, stark, erfolgreich und selbstsicher aussehen.

**Jeder hat mal einen schwierigen Moment**

Sie sind in die Falle des Selbstmitleids geraten. Selbstmitleid bildet eine ausgezeichnete Basis dafür, Selbstwertgefühle bis auf die Fundamente einzureißen. In so einem schwierigen Moment können Sie das Selbstmitleid ungefähr so gut brauchen wie Zahnschmerzen. Sie benötigen Unterstützung und Ansporn. Machen Sie sich zunächst bewusst, dass Sie gerade einen schwierigen Moment durchleben. Wehren Sie sich nicht dagegen, machen Sie kein Drama daraus, jeder hat mal einen schwierigen Moment. Und bedenken Sie, dass dieser schwierige Moment ein letztes Aufbäumen der scheußlichen Rauchsucht ist. Wenn Sie weiter nichts tun, geht der schwierige Moment in wenigen Minuten vorbei. Gehen Sie in der Zwischenzeit nicht weg von den scheinbar zufriedenen Rauchern, sondern beobachten Sie sie einmal ganz genau.

Warum machen die Raucher so ein zufriedenes Gesicht, wenn Sie eine Zigarette anzünden?

Das ist ziemlich logisch: Durch die Zigarette können sie kurzzeitig aufhören, ans Rauchen zu denken. Vielleicht waren sie schon seit einer Viertelstunde oder seit einer halben Stunde mit sich selbst im Disput, um die nächste Zigarette hinauszuzögern. Endlich wird die Zigarette angezündet und nur sehr kurz, während der ersten Züge, fühlen sie sich von ihrer Sucht befreit. Die zweite Hälfte der Zigarette ist schon weniger angenehm, die letzten Züge sind meist schlichtweg eklig, doch wissen die meisten Raucher das sehr gut zu verbergen. Erst nachdem sie wieder die nächste Zigarette angezündet haben, bietet sich ihnen wieder die Möglichkeit, das Geschehen um sie herum zu genießen. Haben Sie etwa gedacht, dass die Raucher ihre Zigarette genießen? Nein, sie müssen immer wieder eine Zigarette anzünden, um überhaupt das, was um sie herum geschieht, genießen zu können.

**Raucher können ihren Ekel vor Zigaretten gut verbergen**

Schauen Sie sich das ganz genau an, wenn Sie einen schwierigen Moment durchleben. Und überlegen Sie sich auch, wie die Raucher sich wohl fühlen werden, wenn sie am Ende des Abends mit einem verbrannten Mund in ihr Bett steigen. Und wie sie sich am nächsten Morgen fühlen werden mit dem Geschmack einer verstorbenen Maus im Mund.

Sie haben nur einen schwierigen Moment. Raucher haben eine schwierige Sucht. Insgeheim beneiden sie Sie und alle anderen Nichtraucher. Glauben Sie, dass Sie sich in diesem schwierigen Moment unsicher fühlen? Das ist nichts verglichen mit der Unsicherheit und der Schwäche, die jene als Abhängige fühlen.

Die Gesellschaft von Rauchern hat für den Ex-Raucher nichts Beängstigendes mehr. Das Schöne am Aufhören mit *Aufatmen!* ist außerdem, dass Sie kein fanatischer

Antiraucher werden. Antiraucher sind häufig frustrierte Ex-Raucher, die das Rauchen mit Feuer und Schwert bekämpfen wollen. Sie sind manchmal gedanklich noch ein bisschen süchtig. Als erfolgreicher Ex-Raucher empfinden Sie nur noch Mitgefühl mit dem süchtigen Raucher. Sie können ihm helfen, wenn Sie ihm erzählen, wie leicht es Ihnen gefallen ist, mit dem Rauchen aufzuhören. Aber lassen Sie ihn sonst in Ruhe, er hat es schon schwer genug mit seiner permanenten Selbstkritik, der zwanghaften Selbstverstümmelung, dem Mangel an frischer Luft und dem Gestank, der sich in seiner Haut und seinen Kleidern festsetzt.

Manchmal erlebt man als Ex-Raucher einen schwierigen Moment. Sie müssen gar nichts tun, nicht einmal mehr eine Zigarette anzünden, und in wenigen Minuten ist es ausgestanden. Darauf ist jeder Raucher neidisch.

## 33. Ersatzmittel

**Jede Form von Ersatz ist überflüssig**

Jede Form von Ersatz ist, nachdem Sie mit dem Rauchen aufgehört haben, überflüssig und erhöht das Risiko eines Rückfalls in die Sucht. Das kommt, weil Sie durch den Gebrauch von Ersatzmitteln das Gefühl verstärken, dass Ihnen das Rauchen fehlt. Ersatzmittel wurden gemacht für – und sind eine Erfindung von – Menschen, die mit dem Rauchen aufgehört haben, ohne ihre Sucht überwunden zu haben. So gibt es beispielsweise Nikotinpflaster und -kaugummis, die in Kapitel 25 bereits ausführlicher besprochen wurden.

Ein sehr wichtiger Ersatz für Zigaretten sind Zigarren und die Pfeife. Man sieht es häufig: Jemand hat mit dem Rauchen aufgehört und hat ein paar Wochen später eine duftende Pfeife im Mund. Richtig gut schmeckt die Pfeife den wenigsten, aber man hält sie für besser als gar nichts. Hier wird das Entbehren des Rauchens aufrechterhalten. Denn ob Sie nun den Tabakrauch inhalieren oder nicht, bei jeder Pfeife, die Sie anzünden, sagen Sie sich, dass Sie viel lieber eine Zigarette angezündet hätten, aber »das ist ja nicht mehr erlaubt, weil Sie aufgehört haben«.

Halten Sie sich doch nicht selbst zum Narren!

**Sich nicht zum Narren halten**

Wenn Sie wirklich denken, die Zigarette hätte Ihnen noch etwas zu bieten und Sie könnten sie ohne Schuldgefühl genießen, dann stecken Sie sofort eine an. Quälen Sie sich nicht mit einer Pfeife ab, deren ekliger Tabaksaft zusammen mit Ihrem Speichel in Ihren Mund zurückfließt und so Ihre Geschmacksknospen verbrennt. Quälen Sie sich nicht mit einer Zigarre, deren Rauch zehnmal übler stinkt als der einer Zigarette. Quälen Sie sich nicht mit einem Ersatzmittel, wenn Sie dadurch die Illusion aufrechterhalten, dass eine Zigarette viel besser ist. Das gilt auch für die nikotinfreien Zigaretten, auch Apotheker- oder Kräuterzigaretten genannt. Für einen Rauchsüchtigen sind sie dasselbe, was alkoholfreies Bier für einen Alkoholabhängigen ist. Oder was Meerwasser für einen Schiffbrüchigen ist: Man trinkt es und bekommt immer größeren Durst.

**Quälen Sie sich nicht mit Scheinlösungen**

Quälen Sie sich nicht mit diesen Scheinlösungen. Es ist ein Fest, nicht rauchen zu müssen. Verderben Sie sich das Fest nicht mit solchem Rauchersatz.

Wer mit *Aufatmen!* mit dem Rauchen aufhört, trinkt im Schnitt nachher auch weniger Alkohol. Schließlich diente ein Großteil der Gläser Bier, Wein oder der Schnäpse nur dazu, den üblen Geschmack des Rauchens ein wenig zu kompensieren. Hauptsächlich auf Partys oder in der Kneipe, wenn man mehr als üblich raucht, wird die Kehle auf Dauer durch die vielen Zigaretten überbelastet. Ein Drink schmiert die Kehle wieder, sodass Sie die nächsten Zigaretten besser vertragen können. Als Nichtraucher trinken Sie vielleicht auch ab und zu ein Gläschen, dann aber nur wegen des Geschmacks und der Wirkung des Trinkens selbst.

Sollte sich zeigen, dass Sie, nachdem Sie mit dem Rauchen aufgehört haben, mehr Alkohol trinken, dann benutzen Sie Alkohol als Ersatzmittel für das Rauchen. Sie versuchen, die Unsicherheit, die Sie früher mit einer Zigarette getarnt haben, nun mithilfe von Alkohol zu unterdrücken. Behalten Sie solche Entwicklungen wachsam im Auge und fragen Sie sich, ob Sie die eine Sucht gegen eine andere austauschen möchten. Konzentrieren Sie sich lieber darauf, dass Sie eine Zigarette entbehren und fragen Sie sich, warum Sie weiter an der Illusion festhalten.

Haben Sie unbewusst doch ein Rauchverbot über sich verkündet? Haben Sie sich unbewusst doch vorgehalten, dass Sie nicht mehr rauchen dürfen? Dann hören Sie damit auf. Natürlich dürfen Sie rauchen, es gibt niemanden, der Ihnen verbietet, sich selbst zu zerstören. Aber ist es das, was Sie wirklich wollen?

Überprüfen Sie doch gleich einmal, welche alkoholischen Getränke Sie trinken, weil sie Ihnen gut schmecken, und welche, weil Sie das Bedürfnis nach Flucht haben, nach einer Betäubung, oder einfach, weil Sie es nicht lassen können. Seien Sie ehrlich zu sich selbst. Wie soll Ihr Leben jemals ein glückliches Leben werden, wenn Sie sich ständig etwas vormachen?

**Ersatzmittel sehen oft unschuldig aus**

Es gibt noch unzählige andere Ersatzmittel, die für sich genommen sehr unschuldig aussehen. Über Naschen und

Essen folgt weiter hinten ein eigenes Kapitel, genauso über weiche und andere Drogen. Im Prinzip kann jedes Verhalten oder jede Beschäftigung zu einem Rauchersatz ausarten. Sehen Sie auf einmal, seit Sie mit dem Rauchen aufgehört haben, viel mehr fern? Beschäftigen Sie sich stundenlang mit demselben Computerspiel? Joggen Sie fünfmal am Tag eine Stunde lang? Graben Sie dreimal jede Woche Ihren Garten um oder gehen Sie dreimal täglich mit dem Staubsauger durchs Haus?

**Verständnis für sein Fluchtverhalten zeigen**

In all diesen Fällen sind Sie vermutlich dabei, das Entbehren der Zigaretten anderweitig aufzufüllen. Sie sind daueraktiv und machen dieses und jenes, damit Sie ja nicht ans Rauchen denken. Tatsächlich sind Ersatzmittel häufig versteckte Schleichwege, um die Gedanken an das Rauchen zu verdrängen. Und dieses Verdrängen führt, wie Sie ja bereits wissen, mit Sicherheit in die entgegengesetzte Richtung. Als Rauchsüchtiger rannten Sie ja bereits ständig vor den Gedanken ans Aufhören und an Ihre eigene Verantwortlichkeit weg. Wenn Sie nach dem Aufhören weiterhin vor sich selbst und Ihren eigenen Gedanken weglaufen, dann holen Sie sich die Abhängigkeit über die Hintertür wieder ins Haus.

Sobald Sie merken, dass Sie vor Ihren Gedanken ans Rauchen flüchten, eröffnen Sie in aller Ruhe das Gespräch mit sich selbst. Verdammen Sie sich nicht, sondern zeigen Sie Verständnis für Ihr Fluchtverhalten. Überlegen Sie sich, ob Sie auf diese Weise Ihr Ziel erreichen können. Überlegen Sie sich, ob Sie lieber wieder süchtig sein möchten. Und treffen Sie dann erneut die freie Entscheidung für ein suchtfreies Leben. Sie werden feststellen, dass so ein intimes Gespräch mit sich selbst eine wahre Erleichterung sein kann.

## 34. Weiche und andere Drogen

Wenn Sie dabei sind, mit dem Rauchen aufzuhören, und daran gewöhnt sind, regelmäßig einen Joint zu rauchen (also Gras, Marihuana, Haschisch und dergleichen), dann haben Sie ein zusätzliches Problem. Selbstverständlich werden Sie nie mehr einen Joint rauchen, in dem Tabak enthalten ist. Schon ein einziger Zug an einem Joint, in dem eine kleine Menge des leichtesten Tabaks enthalten ist, bringt eine gewisse Menge Nikotin in Ihr Blut, die wieder abgebaut werden muss. Der Abbauvorgang geht einher mit Entzugserscheinungen. So flüchtig und unauffällig sie auch sein mögen, setzen sie dennoch die gesamte psychische Suchtmaschinerie wieder in Gang. Einen Tag oder eine Woche nach dem Rauchen des Joints werden Sie plötzlich das leichte Bedürfnis nach einer Zigarette verspüren, auch wenn Sie bereits seit Jahren nicht mehr geraucht haben. Ich habe es selbst erlebt. Zweimal habe ich mit dem Rauchen aufgehört und jeweils ungefähr zwei Jahre nicht geraucht. Zweimal habe ich wieder angefangen, weil ich dachte, den Beweis, dass ich das Rauchen im Griff habe, nun geliefert zu haben. Beide Male hatte ich ganz zufällig wenige Tage zuvor, einfach so, ein paar Züge von einem Joint genommen, nur zur Geselligkeit. Es gefällt mir nämlich nicht mehr, bekifft zu sein. Erst einige Jahre später erkannte ich den Zusammenhang zwischen diesen wenigen Zügen von einem Joint und dem vagen, aber unverkennbaren Verlangen, wieder einmal eine Zigarette zu rauchen.

**Nikotin in jedem Fall und auch in kleinsten Mengen meiden**

Obwohl Nikotin die Basis dieser Sucht bildet, entsteht durch das jahrelange Rauchen ein Suchtmuster, das sich aus viel mehr Aspekten als nur dem Nikotin allein zusammensetzt. So werden Sie zum Beispiel auch süchtig nach dem

Prickeln des Rauches in der Kehle. Aus diesem Grund ist es auch nicht vernünftig, nach dem Aufhören weiterhin Joints zu rauchen, die nur aus Marihuana bestehen, also kein Nikotin enthalten. Das Prickeln der Kehle durch den Rauch ist nämlich ein so wesentlicher Bestandteil der Rauchsucht, dass es unabhängig davon gar nicht funktionieren kann. Immer dann, wenn Sie einen nikotinfreien Joint rauchen (das gilt genauso für die nikotinfreie Zigarette), setzen Sie die gesamte psychische Suchtmaschinerie wieder in Gang. Sie werden dann auch bemerken, dass Sie dazu übergehen, immer mehr Joints zu rauchen als Ersatz für die Zigaretten, die Sie auf diese Art und Weise natürlich weiter vermissen werden. Tatsächlich bleiben Sie einfach ein vom Rauchen abhängiger Mensch, nur eben einer, der auf Dauer ständig stoned ist. Das hält niemand durch. Schließlich werden Sie also wieder Zigaretten rauchen.

**Nicht mehr rauchen heißt nichts mehr rauchen**

Es gibt eigentlich nur eine Regel, die für dieses Problem gilt, und diese Regel lautet schlicht: Nicht mehr rauchen heißt nichts mehr rauchen. Wenn es wirklich sehr wichtig für Sie ist, stoned zu sein, dann müssen Sie es eben essen. Es gibt ausgezeichnete Spacecakes zu kaufen.

Ist Ihnen die Vorstellung, nie mehr einen Joint zu rauchen, zu einschneidend?

Dann geben Sie sich wenigstens die Chance, die Rauchsucht zu überwinden, und rauchen Sie in den ersten drei Monaten absolut nichts, auch kein Haschisch aus der Pfeife und auch keinen Joint aus reinem Marihuana. Fällen Sie nach drei Monaten erneut eine Entscheidung, ob es für Sie wirklich von großer Wichtigkeit ist, Joints zu rauchen. Rauchen Sie auch nach diesen drei Monaten nie einen Joint, in dem Tabak enthalten ist. Und machen Sie sich bewusst, dass mit dem Rauchen eines Joints, auch wenn er keinen

Tabak enthält, immer das Risiko verbunden ist, die alte Suchtmaschinerie wieder anzukurbeln.

Ich beende dieses Kapitel mit ein paar Worten für diejenigen, die außer von Nikotin auch noch von anderen Substanzen abhängig sind, sei es von Alkohol oder von anderen harten Drogen. Für Ihre zweite Sucht gilt im Prinzip dasselbe wie für die Nikotinsucht: Sie können damit von einem Tag auf den anderen ohne nennenswerte Entzugserscheinungen Schluss machen. Bei Heroin und manchen Schlafmitteln kann es nach dem Aufhören unangenehme Nebenwirkungen geben. Fragen Sie Ihren Hausarzt um Rat, wenn Sie beschlossen haben, damit aufzuhören. Bei Amphetaminen, Kokain und Ecstasy führt das Aufhören zu keinen körperlichen Entzugserscheinungen. Es kann natürlich sein, dass Ihr Leben durch die zweite Sucht mehr oder weniger zerrüttet ist. Es wird dann nicht reichen, nur aus der Sucht herauszukommen, Sie werden auch Ihr Leben neu aufbauen müssen. Dabei benötigen Sie Hilfe. Gönnen Sie sich diese Hilfe.

**Gönnen Sie sich Hilfe, wenn Ihr Leben zerrüttet ist**

Gehören Sie der großen Gruppe jener Süchtigen an, die von Alkohol, Schlaf- und Beruhigungsmitteln, von Opiaten und Aufputschmitteln, von Kokain oder Ecstasy abhängig sind und in sozialer und gesellschaftlicher Hinsicht nach wie vor mehr oder weniger normal funktionieren?

Dann können Sie an einem Tag Ihre Sucht überwinden. Es ist am allerbesten, wenn Sie an ein und demselben Tag mit beiden Suchten aufhören. Falls Sie das zu beängstigend finden, dann setzen Sie zuerst Ihrer zweiten Abhängigkeit ein Ende. Warten Sie ein oder zwei Wochen, bis Sie bemerkt haben, wie einfach es im Grunde ist. Und beenden Sie dann sofort Ihre Rauchsucht. Benutzen Sie die Kraft, die Sie erhalten, wenn Sie die eine Sucht überwunden haben, um die andere zu beenden. Sie sollten sich dabei übrigens nicht vorstellen, dass es schwieriger ist, gleichzeitig oder kurz nacheinander mit zwei Abhängigkeiten Schluss zu machen. Es ist viel schwieriger, mit einer Sucht aufzuhören und die andere weiterwuchern zu lassen. Denn es geht hier nicht darum, mit dem Rauchen aufzuhören oder mit dem Gebrauch von Kokain, Aufputschmitteln oder Ecstasy. Es geht nur um eines: aufhören, süchtig zu sein. Hören Sie damit auf, sich selbst auf verdeckte und zwanghafte Weise umzubringen. Machen Sie einen Neuanfang! Entscheiden Sie sich für Freiheit und Unabhängigkeit!

**Sich für Freiheit und Unabhängigkeit entscheiden**

Wenn Sie in zwei Abhängigkeiten gefangen sind, ist die Angst vor dieser Entscheidung natürlich doppelt groß. Wenn Sie die Entscheidung treffen unter Berücksichtigung Ihrer Angst, dann wird Ihre Erleichterung, Ihre Freude über die wiedergewonnene Freiheit ebenfalls doppelt so groß sein. Finden Sie nicht auch, dass es in Ihrem Leben so langsam Zeit wird für ein unverschnittenes Lebensglück?

Dann machen Sie den Schritt! Und genießen Sie es.

## 35. Der schwierige Moment

Wenn Sie mit dem Rauchen aufgehört haben, kann es sein, dass Sie während der ersten Monate nach dem Aufhören ab und zu einen schwierigen Moment durchleben müssen. Ein schwieriger Moment ist genau das, was der Ausdruck besagt: eine sehr kurze Phase, vielleicht zehn bis zwanzig Sekunden, in denen Sie es schwierig finden, dass Sie nicht mehr rauchen.

Wenn Sie falsch auf einen schwierigen Moment reagieren, kann er sich zu einem schwierigen Abend auswachsen. Wenn Sie falsch auf einen schwierigen Abend reagieren, können Sie ernsthafte Schwierigkeiten bekommen. Die alte Abhängigkeit wird dann unbemerkt wieder hervorgekramt und wenn das geschieht, folgen die Zigaretten bald danach. Aus diesem Grund ist dieses Kapitel ein sehr wichtiges. Wenn Sie nämlich richtig auf einen schwierigen Moment reagieren, ist er in wenigen Sekunden wieder vorbei. Und Sie fühlen sich noch zufriedener, dass Sie nie mehr rauchen müssen.

**Richtig auf einen schwierigen Moment reagieren**

Während eines schwierigen Moments spüren Sie ganz plötzlich große Lust auf eine Zigarette. Es handelt sich dabei um eine starke körperliche Empfindung, als ob der Körper mit einem Mal ganz dringend eine Zigarette benötigte. Dennoch haben wir es mit einem rein psychischen Phänomen zu tun, denn der Körper ist seit langem völlig nikotinfrei. Dieses als körperlich vermummte, psychische Phänomen nennen wir einmal einen »Abgewöhnungsstich«. Wer völlig unvorbereitet einen solchen Abgewöhnungsstich erlebt, erschrickt und beginnt, an sich selbst zu zweifeln. Man spürt Angst, das Aufhören könnte misslingen, oder Angst, man könnte das Rauchen das ganze weitere Leben lang vermissen. Man wird wütend auf sich selbst und empfindet sich selbst als Waschlappen. Und so setzt man die Suchtmaschinerie wieder in Gang, denn all diese Gedanken und Gefühle gehören eben noch immer zu der alten Abhängigkeit. Wenn man aber genau weiß, was ein Abgewöhnungsstich ist, kann man ihn als eine letzte Regung der Suchtvergangenheit erleben. Und dann ist der Spuk in wenigen Sekunden wieder vorbei.

Um zu erklären, was ein Abgewöhnungsstich genau ist, muss ich das Beispiel eines vergleichbaren Phänomens verwenden. Dazu nehme ich Sie mit in meine eigene Jugend. Ich wohnte damals in der Provinz Seeländisch-Flandern und war seit meinem siebten Lebensjahr mit einem gewissen Walter befreundet, der als einziges Kind mit seinen Eltern und zwei bei der Familie wohnenden Onkeln auf einem großen Bauernhof lebte. Ich besuchte ihn jeden Tag und wir spielten zu zweit auf dem Heuspeicher, streiften durch die Polder und die Obstgärten, kletterten in die Kappweiden oder halfen bei der Arbeit auf dem Hof. Ich habe dort gelernt zu melken, mit Pferd und Wagen zu fahren und den Kühen und Schafen beim Gebären zu helfen. Das sind für mich zwar heute eher nutzlose Fähigkeiten, doch trage ich sie wie einen kostbaren Schatz an Erinnerungen bei mir. Die Freundschaft mit Walter ist immer erhalten geblieben, auch wenn wir uns manchmal einige Jahre lang nicht sehen. Er ist so etwas wie ein »Weltbauer« geworden: Als Doktor der Pflanzenkrankheitskunde reist er durch alle Kontinente und arbeitet an der Gewinnung besserer Gewächse.

Vor einigen Jahren gab es im Kino einen niederländischen Film mit dem Titel *Het was een schone dag* (»Es war ein schöner Tag«). Der Film handelte vom Vater und der Mutter des Filmemachers, die auf einem Bauernhof in Seeländisch-Flandern wohnten. Walter und ich haben uns den Film zusammen angesehen und die so vertrauten Bilder genossen. Wir hatten unsere Freude an dem herrlichen Dialekt Seeländisch-Flanderns, den wir selbst auch sprechen, und erkannten jede Heugabel, jeden verrosteten und wieder geflickten Schubkarren. Wir sahen Bilder des Bauern, der nach der Ernte das übrig gebliebene Stroh anzündete. Und dann geschah es: Plötzlich hatte ich den unverwechselbaren Geruch von brennendem Stroh in

**Intensive Erinnerungen können körperliche Empfindungen auslösen**

der Nase. Es war so realistisch, dass ich sogar erschrocken hochfuhr und eine Sekunde lang dachte, dass Feuer ausgebrochen sei.

So kann die menschliche Psyche manchmal eine Erinnerung mit einer derart überwältigenden Intensität wiedergeben, dass damit eine richtige körperliche Empfindung ausgelöst wird. Und genau das passiert bei einem Abgewöhnungsstich. Die Situation, in der das geschieht, ähnelt sehr stark einer früheren Situation, in der Sie noch geraucht haben. Fast immer sind zudem andere Raucher in der Nähe. Und dann ist da plötzlich dieser Abgewöhnungsstich. Vor Schreck erstarren Sie auf Ihrem Stuhl: Seit Tagen oder Wochen haben Sie nicht geraucht, ohne irgendein Problem. Sie waren ja schon so froh, dass Sie es hinter sich hatten, und nun das.

**Es gibt keinen Grund zur Sorge**

Aber es gibt keinen Grund zur Sorge! Sie fühlen sich nicht so gut während der Sekunden, die der Abgewöhnungsstich anhält, weil Sie sich früher, als Sie noch süchtig waren, manchmal auch ganz schlecht beim Rauchen fühlten. Machen Sie nun vor allem nicht den Fehler zu denken, dass Sie die Zigarette jetzt wirklich vermissen. Es handelt sich hier nur um eine kurze, heftige Erinnerung an früher. Wenn Sie davon berührt werden, dann machen Sie gar nichts. Denken Sie sich nur, was für eine unglaublich scheußliche Sucht das war, die Sie längst hinter sich gebracht haben und deren letzte Auswirkungen Sie jetzt erleben. Und bedenken Sie, dass diese Abgewöhnungsstiche selten auftreten und immer seltener kommen werden. Ich habe nur vier oder fünf erlebt, und zwar alle während der ersten drei Monate, nachdem ich mit dem Rauchen Schluss gemacht hatte. Beim ersten Mal habe ich mir dadurch einen schönen Abend verderben lassen. Es war zu diesem Zeitpunkt noch nicht einmal so, dass ich ernsthaft in Gefahr gewesen wäre, mir eine Zigarette anzuzünden. Mir war klar, dass ich das nicht wollte, ich war einfach viel zu glücklich, dass ich nicht mehr süchtig war. Aber während man einen Abgewöhnungsstich verspürt, erscheint es einem kurzzeitig so, als ob man für den Rest seines Lebens permanent dieses elende Rauchen vermissen würde. In mir verursachte das ein entsetzlich unzufriedenes Gefühl, das ich den ganzen Abend über nicht mehr loswurde.

**Die Sucht ist bereits ausgestanden**

Am nächsten Tag strahlte jedoch die Sonne wieder und der vorhergehende Abend erschien mir nur noch wie ein schlechter Traum. In Bezug auf den Abgewöhnungsstich ist das eigentlich auch so: Es handelt sich um einen sehr kurzen, sehr gruseligen Tagtraum über eine Sucht, die bereits ausgestanden ist.

Später hatte ich noch einige Male einen solchen Abgewöhnungsstich. Ich sah mir das jedes Mal an und sagte mir: »Wow, ein kräftiger Stich! Was ist das doch für eine unglaublich elende Sucht, die ich Gott sei Dank überwunden habe.« Und innerhalb weniger Sekunden war es vorbei.

Wenn der Abgewöhnungsstich für einen Schwierigen Moment (groß geschrieben) hier und da verantwortlich ist, so werden Sie daneben auch noch andere schwierige Momente (klein geschrieben) erleben. Diese werden an sich nicht verursacht, weil Sie mit dem Rauchen aufgehört haben. Es sind die schwierigen, kleinen Momente, die jeder von uns einmal hat, egal ob man nun süchtig ist oder nicht. Als Süchtiger sind Sie nur daran gewöhnt gewesen, bei jedem schwierigen Moment sofort eine Zigarette anzuzünden. So kann man sich eben vormachen, dass die

**Den vermeintlichen Rückhalt nicht mehr haben**

Situation vorübergehend weniger schwierig ist. Am Anfang des Buches wurde schon dargelegt, warum das nur eine Illusion ist. Dennoch werden Sie sich daran gewöhnen müssen, dass Sie in den kleinen, schwierigen Momenten Ihren vermeintlichen Rückhalt nicht mehr haben. Dazu ein Beispiel.

Vor kurzem ging ich mit einem Freund essen. Ich kenne ihn noch nicht sehr lange, aber er ist ein sehr netter Mann und ich würde mich freuen, wenn eine Freundschaft zwischen uns entstehen würde. Wir ließen uns in einem Straßencafé nieder und sahen uns ein wenig um. In diesem Augenblick hatte ich kurzzeitig solch einen schwierigen Moment. Es fühlte sich an, als würde ich die Zigarette vermissen. In Wirklichkeit aber war es etwas völlig anderes. Ich wollte gern die gute Unterhaltung am Laufen halten, wusste jedoch gerade nichts zu sagen. Das Gespräch stockte und ich fühlte mich unsicher. Nach einer halben Minute ging das Gespräch wieder weiter und wir hatten einen gemütlichen Abend, an dem ich zu keinem Zeitpunkt mehr das Rauchen vermisste.

**Sich nicht die Laune verderben lassen**

Jeder Mensch hat diese kleinen, schwierigen Momente. Man fühlt sich dabei gehemmt, vielleicht ein bisschen frustriert oder unsicher. In diesen Momenten verbirgt man sich hinter einer Fassade oder man möchte gern jemanden beeindrucken. Eines ist allen diesen Situationen gemeinsam: Wir haben vorübergehend ein unsicheres Gefühl zu uns selbst.

Man kann auf zweierlei Arten auf diese kleinen, schwierigen Momente reagieren. Man kann sich fürchterlich die Laune verderben lassen und sich schlapp und schwach fühlen, weil man das Rauchen vermisst hat. Damit setzt man die alte Suchtmaschinerie wieder in Gang. Ein kurzer, schwieriger Moment wird dann leicht zu einem schwierigen Abend. Und nach einem oder mehreren schwierigen Abenden oder Tagen fängt man wieder zu rauchen an. Wobei übrigens die schwierigen Momente erhalten bleiben, nur kommt noch eine schwierige Sucht hinzu.

Es gibt auch eine richtige Art zu reagieren. Akzeptieren Sie, dass gelegentlich schwierige Momente auftreten. Es ist völlig normal, sich ab und zu unsicher zu fühlen. Es ist auch völlig normal, dass man ab und zu versucht, sich hinter einer Fassade zu verbergen. Giften Sie sich selbst nicht mehr so an, wenn Sie einen kleinen, schwierigen Moment erleben.

**Sich auf ehrliche und liebevolle Weise beobachten**

Wenn ich heute in einer Situation bin, in der ein Gespräch stockt, dann lasse ich das einfach geschehen. Warum soll es nicht einmal still sein dürfen? Das Reden wird im Übrigen viel einfacher, wenn das Schweigen nicht mehr unter Verbot steht.

Befinden Sie sich in einer bestimmten Situation und müssen Sie plötzlich ans Rauchen denken?

Lassen Sie den Gedanken einfach auf sich beruhen und überlegen Sie, warum Sie in diesem Augenblick unsicher sind. Verbergen Sie etwas? Spielen Sie ein Theaterstück vor? Befürchten Sie, dass der andere Sie nicht mögen wird? Sind Sie böse auf sich, weil Sie sich unsicher fühlen?

Wenn Sie sich auf ehrliche und liebevolle Weise beobachten, verschwindet der Gedanke an das Rauchen. Übrigens, empfinden Sie es bei anderen Menschen nicht auch als ausgesprochen charmante Eigenschaft, wenn man ihnen ansieht, dass sie manchmal ein bisschen unsicher und verletzlich sind?

So charmant können auch Sie sein, wenn Sie einen schwierigen Moment haben. Dazu benötigen Sie keine Rauchwolke mehr.

## 36. Gewichtszunahme?

Als ich darüber nachdachte, mit dem Rauchen aufzuhören, war eine meiner größten Ängste, dick zu werden. Bei meinem letzten Versuch, das Rauchen aufzugeben, hatte ich nämlich innerhalb von vier Wochen acht Kilo zugenommen und ich befürchtete eine Wiederholung. Als ich dann endlich aufhörte (und zwar mit meiner *Aufatmen!*-Methode), habe ich in den ersten drei Monaten nur ungefähr ein Pfund zugenommen!

Ehrlichkeitshalber muss ich dazu sagen, dass ich in den darauf folgenden Sommermonaten noch ein Kilo zugenommen habe. Das kommt aber, weil ich mich ab und zu mit einem Gebäckstück in einem Straßencafé oder mit einem Eis auf der Straße verwöhne. Für mich ist das ganz in Ordnung so. Ich bin 1,80 Meter groß und wiege achtzig Kilo. Aber warum hatte ich vorher acht Kilo zugenommen und dieses Mal nur ein Pfund?

Der Unterschied besteht darin, dass bei der *Aufatmen*!-Methode die Frustration fehlt. Ich werde das erläutern.

**Bei der *Aufatmen!*-Methode entsteht kein Frust**

Es gibt verschiedene Ursachen dafür, dass es zu einer Gewichtszunahme kommen kann, wenn man mit dem Rauchen aufgehört hat. Als Erstes gibt es einen biologischen Grund: Es tritt eine leichte Veränderung im Stoffwechselsystem auf, wenn man nicht mehr raucht. Dadurch kann man um ein halbes bis zu einem ganzen Prozent des ursprünglichen Gewichts zunehmen. Bei einem durchschnittlichen Erwachsenen mit 70 Kilo würde das höchstens 700 Gramm ausmachen, meistens eher weniger. Diese Gewichtszunahme ist im Grunde zu vernachlässigen. Die weitere Gewichtszunahme entsteht, weil man mehr isst und zu Süßigkeiten greift. Wer auf die traditionelle Art mit dem Rauchen aufhört und sich also im heftigen Kampf mit sich selbst befindet, fühlt sich durchweg frustriert. Man muss sich schließlich dutzende Male am Tag vorsagen: Ich darf nicht mehr rauchen. Das führt zu dem anhaltenden Gefühl, dass man auf etwas sehr Feines verzichten muss. Eine enorme Frustration ist die Folge. Und Frustration fragt um Kompensation. Jedes Mal, wenn man das Fehlen der Zigarette spürt, greift man zu einem Keks, einer Süßigkeit, zu Gebäck oder was auch immer.

**Frustration fragt um Kompensation**

Jeder Raucher weiß, dass die erste Zigarette nach einem warmen Essen besonders gut schmeckt. Das hängt damit zusammen, dass das warme, herzhafte Essen die Kehle schmiert, sodass das brennende Gefühl in der Kehle und der Tabakgeschmack im Mund vollkommen verschwinden. Die Zigarette nach dem Essen ist einem Raucher manchmal so wichtig, dass er die komplette Mahlzeit so schnell wie möglich in sich hineinwürgt, um diese Zigarette rauchen zu können. Es hat fast den Anschein, als ob das Essen nur dazu dient, anschließend besser rauchen zu können.

Wenn Sie auf die herkömmliche Art mit dem Rauchen aufgehört haben, trauern Sie immer noch den Zigaretten nach und ganz besonders der Zigarette nach dem Essen. Schon während Sie noch beim Essen sind, spüren Sie ein gewisses Unbehagen vor dem Ende der Mahlzeit, weil Sie dann wegen der Zigarette wieder den Kampf mit sich selbst auszutragen haben. Und was geschieht, wenn man einer Sache mit Unbehagen entgegensieht? Man zögert die Sache hinaus. Schon beim Essen zögert man immer wieder das Ende der Mahlzeit hinaus. Man gibt also noch einmal etwas auf den Teller, auch wenn man schon gar keinen Hunger mehr hat. Während man noch am Tisch sitzt und plaudert, nimmt man noch einmal eine kleine

Kartoffel oder ein paar Bohnen aus dem Topf. Man gibt sich mehr Mühe beim Dessert. Und wenn der schwierige Moment dann doch da ist beim Kaffee, greift man eben doch noch zu einem Stückchen Schokolade oder zu einem kleinen Likör. So nimmt man natürlich sehr schnell zu.

**Mit *Aufatmen!* einen Schlussstrich ziehen**

Wenn Sie auf die herkömmliche Art mit dem Rauchen aufhören, heißt das, dass Sie nur damit aufhören, sich Zigaretten anzuzünden. Im Kopf bleiben Sie ein süchtiger Raucher. Aufgrund der Sucht sagen Sie sich dutzende Male am Tag, dass Sie nicht rauchen dürfen, dass Sie bemitleidenswert sind und etwas Feines verdient haben. Deshalb fangen Sie zu naschen an. Sie merken aber ganz genau, dass etwas Zwanghaftes hinter dem Naschen steckt. So dauert es nicht lange, bis Sie sich wegen des Essens und wegen der Naschereien schuldig fühlen. Das Schuldgefühl ist unangenehm und deswegen benötigen Sie noch etwas häufiger ein Trostpflaster in Form von Eis, einem Stückchen Schokolade oder einer ausführlichen Mahlzeit. Daraufhin fühlen Sie sich noch schuldiger. Sie werden wütend auf sich und halten sich selbst für einen großen Schwächling.

Diese Gefühle kommen Ihnen sicherlich bekannt vor. Es sind die typischen Suchtgefühle. Sie haben nun zwar mit dem Rauchen aufgehört, doch ist Ihnen Ihre Sucht erhalten geblieben und manifestiert sich jetzt auf den Gebieten Essen und Naschen. Eine typische »Vom-Regen-in-die-Traufe-Geschichte«.

Wenn Sie mit *Aufatmen!* aufhören, zunächst also einen Schlussstrich unter Ihre Sucht ziehen und dann mit dem Rauchen aufhören, bleibt Ihre Gewichtszunahme begrenzt auf ein, zwei Pfund wegen der Veränderung in Ihrem Stoffwechselsystem. Sie fühlen dann auch keine Frustration wegen des Verzichts auf etwas Feines, sondern vielmehr Kraft und Unabhängigkeit, weil Sie keinen Drang mehr verspüren, etwas zu tun, zu dem Sie gar nicht stehen, nämlich zu rauchen. Ich habe sogar Teilnehmer in meinen Seminaren erlebt, die sich zusätzlich zu ihrem Entschluss, nicht mehr zu rauchen, gleichzeitig vorgenommen haben, einige Kilo abzunehmen. Vor allem in den ersten Wochen nach dem Aufhören fühlt man sich mit seiner neuen Freiheit und der Unabhängigkeit wie im siebten Himmel. Man bekommt das Gefühl, dass man nun auch in anderen Bereichen des Lebens alles meistern kann. Aus diesem Gefühl heraus kann man beispielsweise seine Essgewohnheiten ändern, wenn man das möchte. Wenn man das macht, verstärkt man erneut das Gefühl, stark und frei zu sein, und man kann wieder etwas Neues in Angriff nehmen. Für viele Menschen ist die Tatsache, dass sie mit dem Rauchen aufhören, ein Meilenstein, der eine große Umwälzung in ihrem Leben darstellt: vom Opfer der Umstände zum Regisseur des eigenen Lebens.

**Vom Opfer der Umstände zum Regisseur des eigenen Lebens**

Wenn jemand mit dem Rauchen aufhört, kann das einen starken Einfluss auf das Ess- und Trinkverhalten ausüben. Eine gewisse Vorsicht ist angebracht, weil das Risiko des Vermeidungsverhaltens besteht. Falls Sie beispielsweise Angst davor haben, ein Schnäpschen zu trinken, weil Sie befürchten, Sie könnten dann große Lust auf eine Zigarette bekommen, so trinken Sie das Schnäpschen trotzdem. Dasselbe gilt für Kaffee: Wenn Sie wirklich Lust darauf haben, gehen Sie der Konfrontation nicht aus dem Weg. Vielleicht können Sie sogar zum ersten Mal in Ihrem Leben den Kaffee richtig genießen, da Sie merken, dass Sie gar nicht dabei rauchen müssen.

Es kann aber auch sein, dass Sie gar keine große Lust mehr auf ein Schnäpschen haben und auch nicht auf die (dritte, vierte und fünfte) Tasse Kaffee. Früher mussten Sie ja den Kaffee trinken, sonst hätten die Zigaretten zu schlecht geschmeckt. Als ich noch rauchte, habe ich jeden Abend ein paar Gläser Port getrunken und geglaubt, ich bräuchte das, um besser schlafen zu können. In Wirklichkeit war der Alkohol dazu da, meine Kehle ein bisschen zu schmieren, damit ich auch noch die dreißigste Zigarette rauchen konnte. Nachdem ich mit dem Rauchen aufgehört hatte, verschwanden die Gläser Port ganz unbemerkt von meinem Menü. Ich schlafe immer noch hervorragend.

**Keine Angst vor einer eventuellen Gewichtszunahme haben**

In den ersten Tagen nach dem Aufhören ist es wichtig, sich die freudige Stimmung nicht durch Angst vor einer Gewichtszunahme verderben zu lassen. Sorgen Sie für viel frisches Obst im Haus. Trinken Sie viel Wasser. Denken Sie bei jedem Apfel, den Sie essen, und bei jedem Glas Wasser, das Sie trinken, dass Sie nun den großen Reinigungsprozess in Ihrem Innern beschleunigen und dass Sie in wenigen Tagen nikotinfrei sein werden. Ich hatte mir eine Tüte zuckerfreie salzige Lakritze gekauft zur Vorbereitung auf schwierige Momente. Die Tüte reichte mehr als drei Wochen.

Machen Sie sich in den ersten Wochen nicht allzu viele Sorgen um Ihr Gewicht. Wenn Sie es nicht lassen können, die Waage zu befragen, dann werden Sie nicht gleich nervös, wenn wirklich ein, zwei Kilo dazugekommen sind. Werden Sie vor allem nicht wütend auf sich selbst. Falls Sie die Gewichtszunahme wirklich unakzeptabel finden, tun Sie etwas dagegen. Lassen Sie jedoch lieber die Quälereien wie kein Gebäck zum Kaffee, keine Mayonnaise auf die Pommes. Behandeln Sie das Gewichtsproblem so, wie Sie das Rauchproblem gelöst haben: positiv, rigoros und definitiv.

Wenn Sie mit *Aufatmen!* mit dem Rauchen aufhören, kann es bei einer höchstens geringfügigen Gewichtszunahme bleiben. Außerdem können Sie auf eine selbstverständliche Weise Ihr Essverhalten anpassen, und zwar in die Richtung, die am besten zu Ihnen passt. Trotzdem ist es wichtig, nicht schon vorab eine kleine Gewichtszunahme zu befürchten. Es gibt durchaus Ex-Raucher, die über ihre Angst vor einer Gewichtszunahme die Sucht durch die Hintertür wieder ins Haus lassen. Unbewusst fangen sie an, viel zu naschen und zu essen, damit sie nach ein paar Wochen sagen können, das ginge ihnen doch wirklich zu weit. »Ich bin lieber ein schlanker Raucher als ein dicker Nichtraucher«, lautet die Erklärung, die sie abgeben, wenn sie wieder rauchen. Als ob hier das Rauchen eine freie Wahl wäre! Als ob es unmöglich wäre, schlank zu sein, wenn man nicht raucht! Als ob es eine Naturkatastrophe wäre, ein paar Pfunde mehr zu wiegen. Der Süchtige kramt alle möglichen Ausreden und Trugschlüsse hervor, nur um das Rauchen zu legitimieren. Dabei ist es viel besser, sich zu denken: Ich fühle mich lieber stark und glücklich mit ein paar zusätzlichen Pfunden als schlapp, schmutzig und ungesund mit weniger Pfunden.

**Als ob das Rauchen eine freie Wahl wäre!**

Wenn Sie mit dem Rauchen aufhören unter der Bedingung, dass Sie nicht zunehmen dürfen, gehen Sie einer schweren Zeit entgegen, in der Sie wahrscheinlich zunehmen werden. Den Schritt, mit dem Rauchen aufzuhören, macht man bedingungslos, weil man sich selbst nicht mehr knebeln möchte mit dieser beklemmenden und tödlichen Sucht. Wenn Sie in diesem Sinn mit dem Rauchen aufhören, ist die Wahrscheinlichkeit, dass Sie kaum zunehmen werden, am größten. Sollten Sie dennoch einige Kilo zunehmen, dann ist das eine neue Situation, die unabhängig von Ihrer früheren Rauchsucht besteht. Sie können jetzt wieder eine Entscheidung treffen: die Gewichtszunahme akzeptieren oder etwas dagegen unternehmen. Wieder rauchen als Mittel abzunehmen ist dasselbe, wie eine Mücke auf der eigenen Stirn mit einem Backstein totzuschlagen. Weiter rauchen aus Angst zuzunehmen heißt, sein Haus abbrennen zu lassen, weil Löschen den Teppich nass macht.

Eine Sucht ist wirklich mit einem schwelenden, internen Brand zu vergleichen, der Ihren Körper langsam zerstört und Ihren Eigenwert Stück für Stück abbaut. Solange Sie diesen Brand nicht löschen, werden Sie sich immer schuldig und schwach fühlen. Zudem bleibt das Risiko erhalten, dass die Flammen dieses internen Brandes nach außen schlagen und Sie vollständig vernichten. Sie können das Feuer jedoch löschen, voll und ganz, definitiv und an nur einem Tag, ja sogar von einem Moment auf den anderen. Die Angst, die Sie empfinden, wenn Sie daran denken, verschwindet in dem Augenblick, in dem Sie den definitiven Entschluss fassen. Übrig bleiben Erleichterung, Unabhängigkeit, Gesundheit, Energie, Freude. Haben Sie schon Lust bekommen? Warten Sie noch ein bisschen. Lesen Sie erst weiter. Rauchen Sie noch eine Zigarette, wenn Sie möchten. Jetzt macht es nichts mehr aus, Sie haben es bald hinter sich.

**Sie haben es bald hinter sich**

## 37. Die Lebenskrise

Das kann jedem passieren: Ihre Beziehung geht in die Brüche, es wird nichts aus dem heiß begehrten Job, ein geliebter Mensch stirbt, Sie werden arbeitslos, Ihr Kind erkrankt schwer. Kurz und gut, Sie geraten in eine Lebenskrise. In einer Lebenskrise vergrößert sich die Gefahr eines Rückfalls in die Sucht. Ich werde Ihnen ein Beispiel geben.

Vor kurzem traf ich auf der Straße zufällig eine alte Freundin wieder, die ich hier Agnes nennen werde. Wir hatten uns seit etwa vier Jahren nicht gesehen und gingen zusammen einen Kaffee trinken. Agnes zündete sich sofort eine Zigarette an, obwohl ich noch in Erinnerung hatte, dass sie schon vor Jahren mit dem Rauchen aufgehört hatte. Ich befragte sie diesbezüglich und sie erzählte mir, dass sie seit einigen Wochen wieder ab und zu rauchte. Im gleichen Atemzug kam dann die Geschichte dazu, wie sie vor einem Monat, nach drei Jahren des Zusammenlebens, auf die schäbigste Art von ihrem Freund verlassen worden war. Also, nicht einfach eine Trennung, was an sich schon schwierig genug gewesen wäre. Nein, es spielte sich in der Größenordnung »betrogen, ertappt, bestohlen, fallen gelassen und obdachlos geworden« ab. Wir redeten einige Stunden am Stück. Es war sehr schön und zum Schluss fragte ich sie, warum sie außer dieser einen Zigarette am Anfang unseres Gesprächs nicht mehr geraucht habe. Sie begann zu lachen: »Oh, vermutlich habe ich's vergessen«, und steckte sich daraufhin sofort eine an. Auf meine Frage, warum sie eigentlich wieder angefangen habe zu rauchen, sagte sie: »Ich stecke so tief in der Scheiße, mir können einfach alle den Buckel runterrutschen. Ich finde, dass ich mich nun verwöhnen darf.« Ein kurzer Hustenanfall folgte auf den ersten Zug, dann ein schuldbewusstes Lachen und die Entschuldigung: »Ich rauche ja nur etwa fünf Stück am Tag.«

**Eine Lebenskrise vergrößert die Gefahr eines Rückfalls**

Agnes war in eine Lebenskrise geraten und hatte wieder mit dem Rauchen angefangen. Es ging ihr sehr schlecht und sie fand, dass sie sich deshalb nun verwöhnen durfte. Achten Sie übrigens auf das Wort »nun«, womit sie ausdrückte, dass sie keineswegs vorhatte, immer weiterzurauchen. Der Vorsatz lautete, dass es sich um eine zeitlich begrenzte Ausschweifung handeln sollte. Sie hatte ja bereits bewiesen, dass sie damit aufhören kann. Sie entschied sich einfach dafür, jetzt das zu tun, was sie angenehm fand. So denkt sie selbst.

Was wir hier sehen, ist die äußere Schicht der Suchtfalle. Diese äußere Schicht repräsentiert den irrtümlichen Glauben, dass das Rauchen doch sehr gut geschmeckt hat und dass man sich damit verwöhnen kann. Das Bemerkenswerte an Agnes' Geschichte ist, dass sie sich richtig anstrengen musste, um wieder süchtig zu werden. Das Rauchen schmeckte ihr gar nicht und bei dem intensiven Gespräch vergaß sie es sogar. Sie war sich dennoch der negativen Seiten des Rauchens bewusst, wie das schuldhafte Lachen und die Bemerkung, sie würde ja nur fünf Zigaretten am Tag rauchen, beweisen.

Unter der äußeren Schicht verbirgt sich die tiefer liegende Falle. Agnes war nicht nur traurig und wütend, sie hatte vor allem einen riesengroßen Hass auf sich selbst. Seit Jahren hatte sie gespürt, dass ihr Freund nicht ehrlich war, dass er sich nicht mitteilte und dass er sie manchmal abfällig behandelte. Aber sie wünschte sich so sehr, dass die Beziehung erhalten blieb, und steckte deshalb jedes Mal wieder Energie in die Wiederherstellung des Friedens. Jetzt hielt sie sich für eine unglaublich blöde Ziege. Wie eine dumme, abhängige Pubertierende hatte sie sich hinters Licht und in die Irre führen und mit Versprechungen abspeisen lassen. Und das Frustrierendste an der ganzen Sache war, dass sie diesen Scheißkerl auch noch vermisste. Agnes hasste sich deswegen.

**Wenn ein Bedürfnis nach Selbstzerstörung entsteht**

Bei einer Lebenskrise liegt unter der äußeren Schicht der Trauer und der Einsamkeit eine tiefere Schicht aus Selbsthass in Form von Schuldgefühlen, Selbstvorwürfen, Ohnmacht und Widerstand. Der Selbsthass aktiviert ein Bedürfnis nach Selbstmisshandlung und Selbstzerstörung. Dabei erscheint die Sucht als ein ideales Mittel. Denn sehen Sie genau hin: In einer Lebenskrise wird das Bedürfnis nach Selbstzerstörung durch Selbstmitleid getarnt. Die Sucht liefert diese Selbstzerstörung, die getarnt ist als »sich selbst verwöhnen«. Angebot und Nachfrage sind hier perfekt aufeinander abgestimmt. Oder, wie ein chinesisches Sprichwort besagt: Der Geruch von gebratenem Fisch wird mit dem Klang eines klingelnden Geldbeutels bezahlt. Der als Selbstmitleid maskierte Selbsthass wird hier mit der als Verwöhnung maskierten Selbstzerstörung befriedigt.

**Sich selbst im Stich lassen**

Bei verschiedenen Arten von Problemen hegt man einen Widerwillen gegen sich selbst und möchte sich – meist unbewusst – bestrafen. In einer Lebenskrise geht es um Selbsthass und das Bedürfnis, sich selbst zu zerstören. Damit ist das Gefühl gemeint, das in dem Satz »Alle können sie mir jetzt den Buckel runterrutschen, ich mache es doch« zum Ausdruck kommt. Tatsächlich lässt man sich in solchen Momenten selbst im Stich. Es ist das eigene, tiefere Empfinden von Wärme und Fürsorge für sich selbst, das in einem solchen »Alle-können-mich-mal-Moment« mit Füßen getreten wird.

Die radikalste Form der Selbstzerstörung ist der Suizid. Der Strick, der Zug, das Hochhaus und die Überdosis sind häufig verwendete Mittel. Für die meisten von uns stößt diese Lösung allerdings auf eine Menge blockierender Faktoren: die Angst vor dem Tod, die Liebe zu einzelnen Menschen in unserer Umgebung, den Drang zu leben, das im

Glauben verankerte Tabu der Selbsttötung. Außerdem schießt diese »Lösung« am Ziel vorbei: Man kann seinen Selbsthass nicht mehr zum Ausdruck bringen, wenn man tot ist.

Deshalb ist die Sucht eine attraktive Alternative. Sie entspricht gefühlsmäßig dem Bedürfnis, sich selbst langsam zu zerstören, während man sich gleichzeitig einreden kann, dass es so schlimm schon nicht kommen wird und dass man nun wirklich etwas Aufbauendes verdient hat in dem ganzen Elend.

**Sucht als attraktive Alternative?**

Die schleichende Art der Selbstzerstörung hat zudem noch eine andere Wirkung: Sie zerstört nicht nur die Gesundheit, sondern auch die psychische Integrität. Durch die Sucht kann man sich mehrmals täglich als großen Schwächling erleben, sich schuldig fühlen und einen Hass auf sich selbst haben. Diese Suchtgefühle passen wieder ausgezeichnet zu den Gefühlen, die zu einer Lebenskrise gehören. Sehen Sie sich die Geschichte von Agnes an. Sie fand sich selbst ausgesprochen schwach, weil sie nicht schon viel früher mit der Beziehung Schluss gemacht hat. Sie verabscheute sich selbst dafür, dass sie den Mann, der sie so schlecht behandelte, auch noch vermisste. Daraufhin entstand bei ihr das Bedürfnis nach etwas, weswegen sie sich gleichfalls schwach fühlen konnte, etwas, weswegen sie ebenfalls einen Hass auf sich selbst entwickeln konnte. Das ist der Selbstzerstörungsdrang. Sie bekam das Bedürfnis zu rauchen! Oder besser gesagt: Sie bekam das Bedürfnis nach einer Sucht als Ausdruck für ihren Selbstzerstörungsdrang. Anfangs musste sie sich sogar anstrengen, diese Zigaretten zu rauchen; sie schmeckten eklig. Aber sie erinnerte sich daran, dass ihr das Rauchen früher einmal gut schmeckte und dass es ein Rückhalt in schwierigen Tagen war. So probierte sie weiter, die Zigaretten zu mögen.

Ein schwerer Verlust oder eine Zurückweisung ist meist der Anlass für eine Lebenskrise. Die Krise erhält aber ihre selbstzerstörerische Form erst durch die Selbstabweisung, die an sie gekoppelt wird. Es ist nicht die Trauer selbst und auch nicht die Einsamkeit, die uns in die Krise stürzen, sondern die eigene Reaktion auf Trauer und Einsamkeit. Man wirft sich vor, dass man Kummer hat, man fühlt sich schuldig wegen des Scheiterns der Beziehung, man hält sich für einen Stümper, weil man arbeitslos geworden ist, man findet es traurig, dass man Kummer hat. Darüber hinaus bemüht man sich sehr, diese unangenehmen Gefühle der Trauer und der Einsamkeit zu unterdrücken oder ihnen auszuweichen. Manchmal gelingt das auch vorübergehend, doch kommen die unterdrückten Gefühle immer wieder und in verstärkter Form zurück. Eigentlich ist man es selbst, der die ursprüngliche und natürliche Trauer vor sich herschiebt und sie auftürmt zu einem unüberschaubaren Berg von Leid und Elend.

**Natürliche Trauer nicht vor sich herschieben**

Warum haben wir eine so starke Abneigung gegen Gefühle der Trauer und der Einsamkeit und eine Abneigung gegen uns selbst, wenn wir diese Gefühle haben?

Das bekommen wir in den ersten fünf Lebensjahren vermittelt. Ich nenne das manchmal das psychologische Äquivalent dessen, was im Christentum die Erbsünde genannt wird. Viele Eltern haben ja selbst nie gelernt, ihre Gefühle zu zeigen, insbesondere dann, wenn es traurige Gefühle sind. Haben Sie als kleines Kind Ihre Eltern jemals weinen sehen? Wie reagierte Ihr Vater auf die Tränen Ihrer Mutter? Fast jeder Mensch wurde in seinen ersten Lebensjahren darauf trainiert, Trauer und Schmerz zu verdrängen und diese Gefühle mit Schuld und Selbstvorwürfen in Verbindung zu bringen.

Was können wir nun konkret unternehmen, wenn wir in einer Lebenskrise stecken, damit wir nicht in die Rauchsucht zurückfallen?

Es wird Ihnen sicher helfen, dass Ihnen der psychische Mechanismus nun bekannt ist. In dem Augenblick, in dem bei Ihnen während einer Krise der Gedanke entsteht, dass es jetzt angebracht wäre, sich selbst mit einer Zigarette zu verwöhnen, wissen Sie, dass Sie sich zum Narren halten. Sie wissen, dass der Gedanke die Folge des Drangs zur Selbstzerstörung ist, der zu jeder Krise gehört. Und Sie können sich sagen: »Ich habe im Moment genug Probleme, ich brauche dazu nicht auch noch das Problem der Nikotinsucht.« Die Krise ist ja vielleicht in einigen Wochen oder Monaten ausgestanden, während es Sie jedoch Jahre kosten dürfte, die Sucht wieder loszuwerden.

**Sich den psychischen Mechanismus vor Augen halten**

Außerdem könnten Sie sich Dinge suchen, die wirklich eine Verwöhnung für sie bedeuten. Nehmen Sie sich zusätzlich Urlaub. Oder beginnen Sie endlich mit der Veränderung Ihrer Wohnung, die Sie schon so lange planen. Eine andere Möglichkeit, sich selbst zu verwöhnen, ist, einmal zu betrachten, welchen Irrtümern Sie erlegen sind, die Sie künftig vermeiden können.

**Sich selbst verwöhnen**

Agnes könnte aus ihrer gescheiterten Beziehung lernen, dass man nie ungestraft das eigene Gefühl negieren kann und dass sie in einer nächsten Beziehung ihre Gefühle des Zweifels und der Kritik nicht wieder aus Angst vor einer Ablehnung hinunterschlucken darf.

Man kann sich eben sehr wohl selbst kritisch betrachten, ohne sich Vorwürfe zu machen. Es gibt einen besonders hübschen Spruch, der sagt: Irren ist menschlich. Wir Menschen irren uns. Damit beweisen wir unser Menschsein. Sie können sich wegen Ihrer Irrtümer für einen Dummkopf halten und sich selbst deswegen verabscheuen. Dann werden Sie vielleicht noch häufiger irren. Sie können aber auch als Zeichen Ihrer Menschlichkeit akzeptieren, dass Sie sich geirrt haben, und Ihre Lehren daraus ziehen. Das bedeutet wirklich, sich selbst zu verwöhnen.

Schließlich können Sie sich auch dadurch verwöhnen, dass Sie sich vorstellen, wie Sie Ihren besten Freund oder Ihre beste Freundin in ähnlich schwierigen Tagen unterstützen würden. Oder wie Sie Ihrem eigenen Kind beistehen würden. Warum sollten Sie nicht genauso verständnisvoll und warmherzig zu sich selbst sein?

**Liebe und Selbstentfaltung fördern**

Sie müssen nicht in dem Kreis der Selbstablehnung und Selbstzerstörung bleiben. Es gibt keine Gesetze, auch keine psychologischen, die sagen, Sie hätten immer so zu bleiben, wie Ihre Eltern es Ihnen beigebracht haben. Sie können aus dem Kreis heraustreten und einen neuen beginnen, einen, der aus Liebe und Selbstentfaltung besteht. Das Aufhören mit dem Rauchen ist eine besonders effektive Art, die negative Spirale in eine positive umzukehren. Aus eigener Erfahrung und aus Erfahrung vieler anderer, die mittels *Aufatmen!* mit dem Rauchen aufgehört haben, weiß ich, dass das Leben erst richtig schön wird, wenn man damit aufhört, sich selbst emotional zu blockieren, wenn man aufhört, sich selbst langsam zu zerstören, und damit beginnt, sich einmal wirklich zu verwöhnen. Ist es nicht eigentlich das, was Sie seit Jahren wollen?

Und wovor Sie sich bisher gefürchtet haben?

Die Angst wird erst weggehen, wenn Sie den großen Schritt gemacht haben. Sie wissen schon, dass Sie ihn machen werden, sehr bald. Diese Gelegenheit ist doch zu verführerisch für Sie, zu herausfordernd, zu viel versprechend, um sie einfach ungenutzt vorbeigehen zu lassen. Schon bald …

## 38. Ein Versuch oder ein Entschluss

Was ist nun eigentlich das Geheimnis von *Aufatmen!*?
Wie ist es möglich, dass man mit Hilfe dieser Methode mit dem Rauchen aufhören kann und schon am ersten Tag spürt, dass man nie mehr eine Zigarette rauchen muss?
Nun, das Geheimnis setzt sich aus mehreren »Einzelgeheimnissen« zusammen. Eigentlich sind es gar keine echten Geheimnisse. Die Methode besteht aus mehreren Einzelteilen, die jetzt zum ersten Mal auf diese Art und Weise miteinander kombiniert werden.
Der erste Teil der Methode zeigt, dass Ihnen das Rauchen überhaupt nichts Positives einbringt, sondern nur Entzugserscheinungen hervorruft. Jede weitere Zigarette hebt zwar die Entzugserscheinungen wieder auf, erzeugt jedoch auch immer neue. Durch das Aufheben der Entzugserscheinungen glaubt man, dass die Zigarette manchmal gut schmeckt, dass sie gegen den Stress hilft oder zur besseren Konzentration beiträgt, dass sie uns hilft zu entspannen oder die Langeweile zu vertreiben. In Wirklichkeit vergrößert Rauchen jedoch den Stress und die Langeweile und es schränkt die Konzentration und die Entspannung ein.

**Mit *Aufatmen!* die Wirklichkeit erkennen**

Weiterhin zeigt Ihnen *Aufatmen!*, was Sucht genau ist, nämlich ein psychischer Fallstrick, der Sie in verschiedenen negativen Gefühlen gefangen hält: der Angst vor einer schrecklichen Krankheit und dem Schuldgefühl, weil sie dennoch weiterrauchen. Man hält sich für einen Schwächling, weil man auch dann raucht, wenn man gar keine Lust dazu hat. Man fühlt sich aufgrund des Rauchzwangs abhängig und unfrei. Manchmal schämt man sich vor anderen Menschen, wenn diese vom Rauch belästigt werden. Und man entwickelt einen eigenen Zynismus, wenn man

bedenkt, dass man auch noch Unmengen von Geld für die zerstörende Sucht ausgibt.
Auf einer tieferen, emotionalen Ebene zeigt *Aufatmen!*, dass die Rauchsucht einem unbewussten Verlangen nach Selbstzerstörung entspricht. In Zeiten, in denen sich Ihr Leben in einer Krise befindet, wird dieses Verlangen stärker. Der zusätzliche Nachteil einer Sucht ist der, dass sie sich selbst erhält, auch wenn die eigentliche Krise längst vorbei ist. Auf Dauer ist dann nicht mehr klar, ob Sie rauchen, weil Sie sich in einer Krise befinden, oder ob Sie das permanente Gefühl einer Krise dadurch aufrechterhalten, weil Sie rauchen. Sicher ist aber, dass, wenn Sie während einer Lebenskrise zu rauchen anfangen, die Krise durch die Sucht verschlimmert und verlängert wird.

**Die Sucht und damit die Ängste überwinden**

*Aufatmen!* zeigt, dass, sobald Sie nur daran denken, mit dem Rauchen aufzuhören, eine doppelte Angst entsteht. Zum einen ist da die Angst, dass es schief gehen könnte, wodurch Sie sich selbst für einen noch größeren Waschlappen halten würden. Zum anderen ist da die Angst, dass, falls Sie es schaffen sollten, Sie für den Rest Ihres Lebens das Rauchen vermissen werden und Ihr ganzes Leben langweilig und leer sein wird. Beide Ängste sind ein typisches Kennzeichen für die Sucht. Doch hören beide Ängste auf, sobald Sie definitiv die Sucht überwunden haben. Ab dem Zeitpunkt, ab dem Sie mit dem Rauchen aufgehört haben, wandelt sich die Angst in Erleichterung und in ein starkes Gefühl der Unabhängigkeit und des Selbstwerts.
Dabei ist es von großer Wichtigkeit, dass Sie den Unterschied zwischen einem Versuch und einem Entschluss erkennen. Ein Versuch entsteht unter Vorbehalt. Wenn Sie einen Versuch unternehmen, sagen Sie sich: »Ich versuche mit dem Rauchen aufzuhören, aber wenn es mir zu schwie-

rig wird, fange ich wieder an.« Im Versuch nimmt man die Angst vorweg, dass es sehr schwierig werden wird. Die Angst gehört jedoch zur Sucht. Bei einem Versuch nehmen Sie also Ihre Sucht mit und das Aufhören kann somit tatsächlich sehr schwierig werden.

Es stellt sich einfacher dar, einen Versuch zu unternehmen, als einen Entschluss zu fassen. Bei einem Versuch treten allerdings die Schwierigkeiten sofort nach dem Aufhören auf, während bei einem Entschluss der schwierigste Teil vor dem Aufhören liegt, nämlich darin, diesen Entschluss zu fassen. Danach ist das Aufhören selbst absolut kein Problem mehr.

Stellen Sie sich vor, ein Freund sagt Ihnen: »Ich habe gestern versucht, eine feine tibetanische Pizza zu backen.« Da bedarf es keiner großen Fantasie zu bemerken, dass diese Pizza eher nicht gelungen ist. Wenn sie gelungen wäre, hätte er schließlich gesagt: »Ich habe gestern eine feine tibetanische Pizza gebacken.«

Stellen Sie sich nun vor, der Freund sagt Ihnen: »Ich habe versucht, mit dem Rauchen aufzuhören.« Dann wissen Sie doch schon genug: Er raucht immer noch.

**Versuche bringen einen nicht weiter**

Tatsächlich gehören die Versuche aufzuhören zur Sucht. Wie oft haben Sie als Süchtiger schon versucht, weniger zu rauchen, die nächste Zigarette hinauszuzögern, in bestimmten Situationen gar nicht zu rauchen? Alle diese Versuche führen zu einem noch größeren Verlangen nach einer Zigarette und verstärken die Zwanghaftigkeit des Rauchens. Alle diese Versuche sorgen zudem für ein größeres Schuldgefühl oder eine Verstärkung des Gefühls: Was bin ich nur für ein Schwächling.

Und jetzt möchten Sie wieder einen Versuch starten, nicht mehr zu rauchen?

Hören Sie doch auf mit dem Versuchen! Das haben Sie nun oft genug gemacht. Das Versuchen ist einer der letzten und einer der heimtückischsten Tricks der Sucht. Es zielt darauf ab, sich noch schwächer und elender fühlen zu lassen. Quälen Sie sich doch nicht länger mit der grässlichen Rauchsucht. Hören Sie auf, es zu versuchen! Treffen Sie eine Wahl! Fassen Sie einen Entschluss!

Ein Entschluss ist das Gegenteil eines Versuchs. Ein Versuch geht vom Scheitern aus. Ein Entschluss geht nicht nur vom Gelingen aus, er ist bereits ein Erfolg. Ein Versuch steht am Anfang mühsamer Veränderungen, ein Entschluss hingegen am Ende einer mühsamen, inneren Veränderung und am Anfang selbstverständlicher, äußerer Veränderungen. Mit einem Entschluss schließen Sie eine Phase Ihres Lebens definitiv ab. Man fasst einen Entschluss mit seinem ganzen Wesen, also mit dem Verstand genauso wie mit dem Gefühl.

**Einen Entschluss fassen**

Ihr Verstand sagt: »Rauchen gibt mir eigentlich nichts. Es hilft mir in keiner Weise, es schafft nur eine Illusion und macht mich nebenbei, sowohl körperlich als auch psychisch, kaputt. Außerdem kostet es eine Menge Geld.«

Ihr Gefühl sagt: »Ich gehe mir selbst ganz schrecklich auf die Nerven, wenn ich weiterrauche. Ich bin es satt, immer wieder diese Angst zu spüren, dass ich nicht ohne Zigaretten leben kann. Ich möchte mich so gern vital, gesund und tatkräftig fühlen.«

Bringen Sie Ihr Leben in Übereinstimmung mit Ihrem Verstand und Ihrem Gefühl. Lassen Sie sich nicht durch die Angst irreführen. Die Angst sagt nur, dass Sie an der Schwelle zu einer wichtigen Veränderung in Ihrem Leben stehen. Wenn Sie weiterrauchen, lässt die Angst zwar etwas nach, doch wird sie im Hintergrund weiterhin eine Rolle spielen.

Möchten Sie wirklich völlig von ihr befreit werden?
Dann müssen Sie aus der Sucht aussteigen.
Spüren Sie noch Zweifel? Wägen Sie noch die Vor- und Nachteile gegeneinander ab?
Dann lesen Sie die entsprechenden Kapitel noch einmal. Die so genannten Vorteile des Rauchens sind nur Vorteile in den Augen des Süchtigen. Es scheinen Vorteile zu sein, aber nur solange man noch süchtig ist. Für den nicht süchtigen Menschen sind mit dem Rauchen keine Vorteile verbunden. Für den nicht Süchtigen hat die Sucht ausschließlich Nachteile. Machen Sie sich bewusst, dass es hier nicht um die Wahl zwischen Rauchen und Nichtrauchen geht. Es geht um die Wahl zwischen süchtig sein und nicht süchtig sein.
Vielleicht hat es den Anschein, als ob es noch eine dritte Wahlmöglichkeit gäbe, nämlich die, nicht zu wählen oder die Wahl hinauszuschieben. Bei jeder Sucht bedeutet jedoch das Ausbleiben einer Wahl eine Wahl zugunsten der Sucht. Tatsächlich ist es so, dass es ein Kennzeichen der Sucht ist, dass keine Wahl getroffen wird oder die Wahl auf später verschoben wird. Seien Sie ehrlich, fast die ganze Zeit, seit Sie rauchen, schieben Sie das Aufhören vor sich her.

**Keine Wahl zu treffen ist eine Wahl zugunsten der Sucht**

Bevor Sie einen Entschluss fassen, ziehen Sie ebenfalls so ehrlich wie möglich das Gegenteil eines solchen Entschlusses in Erwägung: Was geschieht, wenn ich weiterrauche?
Ich habe einmal eine Frau in meinem Seminar gehabt, die sich nach der Sitzung dazu entschlossen hat, weiterzurauchen. Es ging um einen ganz bewussten Entschluss und später erzählte sie mir, dass sie ein paar Wochen lang auch mit viel Vergnügen geraucht habe. Nach diesen Wochen kam dann natürlich das alte Schuldgefühl zurück. Man

kann sich einfach nicht auf Dauer vormachen, dass man freiwillig süchtig ist. Einige Wochen später hat sie schließlich doch mit dem Rauchen aufgehört.

Gehen Sie bei sich nach, was Ihre Vorteile wären, wenn Sie sich dazu entschlössen, weiterzurauchen. Versuchen Sie, sich so klar wie möglich vor Augen zu führen, dass weiterrauchen bedeutet, weiterhin süchtig zu sein. Und dass Sie dann immer gefangen sein werden in der Mittelmäßigkeit, der Halbherzigkeit, der Unfreiheit und der negativen Gefühle zu sich selbst. Sehen Sie, das ist die entscheidende Frage, die sich stellen müssen, bevor Sie einen Entschluss fassen: Wollen Sie der Sucht überhaupt entkommen? Wollen Sie überhaupt glücklicher sein, als Sie es jetzt sind? Finden Sie, dass Sie das wert sind?

**Wollen Sie überhaupt glücklich sein?**

Einen Entschluss fasst man mit seinem ganzen Wesen, also mit seinem Verstand und mit seinem Gefühl. Aber auch noch mit etwas anderem. Manche Menschen nennen es Intuition, andere sprechen von einem höheren Wissen oder von Idealismus. Wie Sie es nennen, ist unwichtig. In meinen Augen geht es hier um bestimmte Werte, die man in seinem Leben gern zum Ausdruck bringen möchte. Ein Wert ist nicht dasselbe wie ein Gefühl. Unabhängigkeit ist beispielsweise so ein Wert. Es ist nicht etwas, das man fortwährend fühlt, doch wenn die eigene Unabhängigkeit eingeschränkt wird, fühlt man sich sehr wohl unglücklich. Freiheit ist auch so ein Wert. Liebe, Gesundheit, Ehrlichkeit, Integrität sind Werte. Untersuchen Sie doch einmal, welche Werte für Sie ganz besonders wichtig sind. Welche Werte möchten Sie in Ihrem Leben gern zum Ausdruck bringen?

Betrachten Sie, wie der Umstand, dass Sie süchtig sind, dem zuwiderläuft. Betrachten Sie, wie Ihre Sucht Sie davon abhält, die wichtigsten Werte in Ihrem Leben umzusetzen. Fassen Sie dann einen Entschluss. Fassen Sie den Entschluss mit Ihrem Verstand und mit Ihrem Gefühl. Fassen Sie den Entschluss mit Ihrer Intuition, Ihrem höheren Wissen oder womit auch immer und machen Sie sich bewusst, dass die wichtigsten Werte in Ihrem Leben davon profitieren werden. Fassen Sie den Entschluss ohne Vorbehalte. Sagen Sie nicht: »Ich darf nie mehr rauchen.« Sagen Sie nur: »Ich muss mich nicht mehr selbst zerstören, jetzt nicht und später auch nicht.« So wie Sie sich als Süchtiger immer gefühlt haben, also schlapp, ungesund, von sich selbst entfremdet, so müssen Sie sich nie mehr fühlen.

**Einen Entschluss mit Verstand und Gefühl fassen**

Bevor Sie den Entschluss fassen, werfen Sie auch einen Blick in Ihre Zukunft. Wie wird sich der Entschluss auf Ihre Zukunft auswirken?

Stellen Sie sich einmal vor, wie Sie selbst in zehn, zwanzig, dreißig oder noch mehr Jahren, wenn also der Nachmittag oder der Abend Ihres Lebens angebrochen ist, aussehen werden. Stellen Sie sich vor, wie Ihr Gesicht aussehen wird, wenn Sie jetzt mit dem Rauchen aufhören. Wie möchten Sie gern aussehen, wenn Sie alt sind? Möchten Sie, dass Freiheit, Unabhängigkeit, Gesundheit und Selbstrespekt in Ihrem Gesicht zum Ausdruck kommen?

**Ein Blick in die Zukunft**

Es hängt alles nur von Ihnen ab, von dem Entschluss, den Sie nun fassen werden. Sehnen Sie sich nach Befreiung aus Ihrer Sucht? Dann fassen Sie diesen Entschluss, ein für alle Mal. Gönnen Sie sich das fantastische Gefühl, dass Sie Ihr Leben verändert haben und dass Sie sich gemeinsam mit all Ihren Ängsten für ein besseres Leben entschieden haben. Es ist so irre schön, vom Rauchen befreit zu sein!

## 39. Checkliste

Im Anschluss folgt eine Liste, auf der Punkt für Punkt noch einmal die wichtigsten Dinge für den erfolgreichen Entschluss, nie mehr zu rauchen, aufgeführt sind. Sollte es dabei Punkte geben, die Ihnen noch nicht ganz deutlich sind, dann lesen Sie die entsprechenden Kapitel in diesem Buch noch einmal nach.

- Rauchen hat nichts Positives zu bieten, sondern lediglich Illusionen.
- Versuchen Sie nie, nicht ans Rauchen zu denken. Verdrängte Gedanken verstärken sich.
- Sagen Sie sich nie: »Ich darf nicht mehr rauchen.« Sagen Sie auch nie: »Ich darf keine Lust mehr auf das Rauchen haben.« Sagen Sie sich stattdessen: »Ich möchte nicht mehr süchtig sein.«
- Keine Ersatzmittel wie Joints, Kräuterzigaretten, Naschereien, Alkohol usw. Bedienen Sie sich keiner Tricks, die Ihnen die Sache »erleichtern« sollen. Es ist leicht (nachdem Sie den Entschluss gefasst haben) und Tricks machen es eher schwieriger.
- Kein Vermeidungsverhalten. Gehen Sie anderen Rauchern und Situationen, in denen Sie früher sehr viel geraucht haben, nicht aus dem Weg. Sie machen es sich damit nur schwerer.
- Unternehmen Sie nie mehr einen Versuch, mit dem Rauchen aufzuhören. Treffen Sie die Wahl zwischen süchtig sein und nicht süchtig sein und fassen Sie einen Entschluss.
- Falls Sie einmal einen schwierigen Moment durchstehen müssen, dann bedenken Sie, dass das Rauchen die Ursache dieses schwierigen Moments ist und nicht dessen

Lösung. Rauchen ist nie eine Lösung für ein Problem, Rauchen ist ein zusätzliches Problem.

- Rauchen bedeutet, sich selbst zu zerstören, mit dem Rauchen aufhören heißt, sich wirklich zu verwöhnen. Sie verwöhnen sich mit dem Gefühl der Stärke, der Freiheit und der Unabhängigkeit und mit einer enormen Steigerung Ihrer Vitalität, Ihrer Energie und Ihrer Gesundheit.

Vielleicht erleben Sie ab und zu einen schwierigen Moment. Lesen Sie dann eine Weile in diesem Buch. Lesen Sie den Brief, den Sie sich geschrieben haben. Bewahren Sie beides an einem Lieblingsplatz auf. Und vertrauen Sie darauf, dass ein schwieriger Moment sehr schnell vorübergeht, solange Sie sich nicht grämen.

Wenn Sie diese Richtlinien beherzigen, kann es gar nicht schief gehen. Bedenken Sie auch, dass Sie nicht der Erste sind, der mit Hilfe dieser Methode mit dem Rauchen aufhört. Wenn andere ohne einen Funken von Schmerz mit dem Rauchen aufhören können, warum sollte das dann bei Ihnen anders sein?

Auch andere dachten, dass sie viel süchtiger und viel schwächer wären als andere Raucher oder dass ihr Leben viel schwieriger sei. Auch sie fühlten sich von Anfang an, gleich nach dem Aufhören, enorm erleichtert und befreit von der beklemmenden Sucht.

Und wer weiß, vielleicht erleben Sie ja auch die Glücksmomente, die viele Ex-Raucher nach einiger Zeit fühlen.

**Glücksmomente erleben**

Ich erfuhr sie erst nach einigen Monaten nach dem Aufhören. Es war an einem kalten, sonnigen Wintermorgen. Ich stieg auf mein Fahrrad und fuhr an dem Kai entlang, wo ich wohne. Plötzlich schien alles stillzustehen, die Bäume entlang des Wegs, die

Schiffe auf dem Wasser. Die Welt um mich herum sah so klar und hell aus. Mir wurde bewusst, dass ich nie mehr würde rauchen müssen. Ich fühlte mich tief in mir glücklich. Das war eine sehr starke Erfahrung, die nach einigen Sekunden langsam verebbte.

Eine Erklärung für dieses Phänomen habe ich nicht. Denn schon vorher, seit meinem ersten Nichtrauchertag, war ich froh und erleichtert wegen des Nichtrauchens. Vielleicht erwächst diese Erfahrung aus der Tatsache, dass es nach dem Aufhören noch eine Weile dauert, bis in das Innerste des eigenen Wesens vorgedrungen ist, dass man wirklich frei von der Sucht ist. Manche Menschen haben diesen Glücksmoment nach einigen Wochen, andere erleben ihn nie und sind trotzdem sehr froh, vom Rauchen erlöst zu sein. Aber ich wünsche Ihnen den Moment von Herzen als zusätzliches Geschenk des Lebens. Weil das Leben wichtig genug für Sie ist, um aus dieser tödlichen Sucht auszusteigen.

**Ein Glücksmoment als Geschenk des Lebens**

## 40. Die letzte Zigarette

Es ist ganz wichtig, dass Sie mit dem Rauchen aufhören, indem Sie ganz bewusst Ihre letzte Zigarette rauchen. Sie können Ihre letzte Zigarette erst dann rauchen, wenn Sie beschlossen haben, mit dem Rauchen aufzuhören. Sonst können Sie ja nicht sicher wissen, dass es Ihre letzte Zigarette ist.

Ihre letzte Zigarette ist dann auch die letzte, die Sie nach Ihrem Entschluss aufzuhören noch rauchen. Sie stellt das Symbol dar für die eine Zigarette, die Sie nie mehr anzünden müssen, nämlich die folgende. Ferner ist die letzte Zigarette als symbolischer Abschied von der Sucht von

Bedeutung. Bevor Sie sich an diese letzte Zigarette machen, gebe ich Ihnen noch einige Hinweise.
Davon ist der wichtigste dieser: Es gibt keine spezielle Art und Weise, wie Sie die letzte Zigarette rauchen sollten. Sie dürfen sie auch anzünden, lange betrachten und dann wegwerfen. Sie dürfen sie so weit rauchen, bis Sie sich die Finger daran verbrennen. Sie dürfen sie eklig finden oder wahnsinnig geschmackvoll. Beim Rauchen dieser Zigarette ist nur eine Sache von Bedeutung, und das ist das Bewusstsein, dass es Ihre letzte ist. Rauchen Sie diese Zigarette bewusst. Sorgen Sie dafür, dass Sie durch andere nicht gestört werden können. Lassen Sie Ihre Vergangenheit vor Ihrem geistigen Auge vorüberziehen und sehen Sie sich an, wie wichtig diese Sucht für Sie war. Verabschieden Sie sich von ihr ohne Groll, ohne Bedauern, ohne Wut und ohne Vorwurf und lassen Sie sämtliche Gefühle, die nun durch Sie hindurchgehen, vorübergehen. Spüren Sie noch Angst, akzeptieren Sie diese als restlichen Bestandteil Ihrer alten Abhängigkeit. Geben Sie sich auch die Chance, die Sanftheit zu spüren sowie die Liebe zu sich selbst, die Integrität, die Unabhängigkeit, die Freiheit, die Gesundheit und alle anderen Werte, die Sie mit diesem einen Entschluss zum Ausdruck bringen.

**Sich im Guten von der Sucht verabschieden**

Nach der letzten Zigarette sind Sie für immer vom Rauchen befreit. Was Sie mit den restlichen Zigaretten oder dem übrig gebliebenen Tabak anfangen sollen?
Das ist völlig egal. Ich fand es schön, alles in einer Zeremonie über die Reling meines Schiffs zu werfen. Eine Freundin ließ noch wochenlang ein halbes Päckchen Tabak auf ihrem Tisch liegen. Für sie war das ein Symbol von Freiheit. Machen Sie mit Ihren Resten, was Ihnen gefällt. Es ist völlig egal. Und gratulieren Sie sich zur Beendigung dieser

destruktiven Sucht. Genießen Sie Ihre wiedergewonnene Freiheit. Akzeptieren Sie Momente der Unsicherheit. Seien Sie stolz auf Ihre Unabhängigkeit. Und halten Sie einmal Ausschau nach der nächsten Herausforderung.
Das Rauchen liegt hinter Ihnen. Gibt es noch andere schöne Dinge, die Sie tun können, um Ihre Lebensqualität zu verbessern?
Lassen Sie es nicht auf sich beruhen, verwöhnen Sie sich jetzt weiter! Das Leben hat Ihnen noch so viel zu bieten. Genießen Sie es!

# Anhang

## Wer andere vom Rauchen befreien möchte

Wer als Nichtraucher mit einem rauchenden Partner/Partnerin zusammen ist, wünscht sich gelegentlich, er oder sie möge mit dem Rauchen aufhören. Das kann wegen des Gestanks im Haus sein, wegen der dreckigen Aschenbecher oder des schlechten Atems. Noch viel schmerzlicher aber ist es, zusehen zu müssen, wie der geliebte Mensch immer tiefer in den Prozess der Selbstzerstörung und in die dazugehörigen Schuldgefühle verstrickt wird.
Das alles könnte dazu führen, dass man ganz gezielt einen Versuch unternimmt, den anderen dazu zu überreden, mit dem Rauchen aufzuhören. Eine Warnung ist hier angebracht: Die Wirkung eines derartigen Versuchs ist in der Regel katastrophal. Wenn man Glück hat, ist das Ergebnis nur, dass der/die Süchtige hinterher noch mehr raucht. Eine ernsthafte, ja sogar definitive Zerrüttung der Beziehung kommt jedoch als Folge genauso in Betracht. Denn der Süchtige wird alles dafür tun, die »lästige Anmache wegen des Rauchens« zu unterbinden. Für Sie bleibt nur die Desillusion, dass Ihrem Partner die Sucht wichtiger ist als Ihre Beziehung. Wollen Sie dennoch einen gewissen Einfluss ausüben, um Ihren Partner zum Aufhören zu bewegen, dann gilt es, mit der größtmöglichen Umsicht vorzugehen. Wenn Sie dieses Buch lesen, kann schon viel Leid verhindert werden.
Als allgemeine Faustregel gilt, dass man einen Raucher niemals zum Aufhören bewegen kann, indem man ihn auf die negativen Seiten des Rauchens hinweist. Jede Bemerkung

über den gesundheitlichen Schaden, den Verlust an Kondition, über das Verschmutzen der Atmosphäre, den Gestank seines Atems, seiner Kleidung und der ganzen Wohnung führen ihn nur tiefer in die Sucht hinein. Alle diese Äußerungen wirken auf die Schuldgefühle und die Scham eines jeden Süchtigen ein (auch wenn so mancher Süchtige diese negativen Gefühle sehr gut verdrängen kann). Wirklich, Raucher wissen längst, dass Rauchen ungesund und destruktiv ist und dass es stinkt, auch wenn sie es leugnen oder abwehren.

Auch jeder Appell an die Liebe, an Solidarität und an die Verantwortlichkeit innerhalb der Beziehung zeigt die entgegengesetzte Wirkung. Falls Sie die Rauchproduktion im Haus verdoppeln möchten, müssen Sie nur so etwas sagen wie »Dann tu es für mich« oder »aus Liebe zu unseren Kindern«. Denn auch solche Bemerkungen konfrontieren den Süchtigen mit seiner eigenen Ohnmacht. Er schämt sich, weil er Angst vor dem Aufhören hat, er wehrt sich gegen den Gedanken, dass er aufhören muss, und alle diese negativen Gefühle müssen wieder mit Zigaretten gedämpft werden.

Wenn Sie mit einem rauchenden Partner zusammenwohnen, können Sie jedoch den Vorschlag einbringen, einen Teil der Wohnung rauchfrei zu halten. Sorgen Sie dafür, dass in dem Vorschlag kein moralischer Vorwurf durchklingt und keine Missbilligung über das Rauchen selbst enthalten ist. Der Vorschlag erwächst einfach aus der verständlichen Argumentation, dass es für die Nichtraucher im Haus angenehmer ist, in rauchfreien Räumen zu essen und zu schlafen. Selbstverständlich muss der Raucher mit dieser Regelung einverstanden sein. Es kann sein, dass er als Gegenleistung verlangt, dass über sein Rauchverhalten keine Bemerkungen mehr gemacht werden. Erklären Sie sich damit ohne Wenn und Aber einverstanden. Sie müssen

nie mehr etwas sagen, denn nach der Einführung dieser Regelung wird der Raucher tagtäglich durch sich selbst mit seiner Sucht konfrontiert. Jedes Mal, wenn er sich zum Qualmen zurückziehen muss, wird er sich wertlos fühlen. Die Selbstverständlichkeit des Rauchens und der Automatismus sind mit der Regelung durchbrochen worden. Langfristig wird das eine positive Wirkung auf die Motivation zum Aufhören haben.
Schließlich können Sie den Raucher dadurch unterstützen, dass Sie Verständnis und Mitgefühl zeigen für das Problem der Abhängigkeit. Sie können ihn fragen, ob er nicht viel lieber erlöst wäre von der Zwanghaftigkeit und der Unfreiheit des Rauchens. Lassen Sie ihn wissen, dass es eine Methode gibt, bei der das ohne Entzugsschwierigkeiten geschieht. Wenn Sie dieses Buch einsetzen wollen, lassen Sie es irgendwo im Haus an einem gut sichtbaren Platz liegen. Drängen Sie nicht darauf, dass es gelesen wird. Der Raucher wird diesen Moment in sich selbst finden müssen. Und haben Sie Vertrauen: Dieser Moment kommt früher oder später.

## Über rauchfreie Arbeitsplätze

Seit einigen Jahren streben viele Firmen und andere Institutionen danach, rauchfreie Arbeitsplätze einzurichten. Dafür verantwortlich sind die sich verändernden Auffassungen in der Gesellschaft zum Thema Rauchen und die Tatsache, dass Raucher Geld kosten: Sie legen öfter eine Rauchpause ein und sind häufiger krank. Die Art und Weise, wie an ein solches Projekt herangegangen wird, ist von ausschlaggebendem Einfluss auf die Erfolgsaussichten. Sobald eine Stimmung entsteht, in der Rauchen als etwas Schlechtes dargestellt wird und jeder, der raucht, als Egoist

bezeichnet wird, der seinen Kollegen die Luft vergiftet, ist das Projekt bereits so gut wie gescheitert. Es kann auch sonst wirklich alles Mögliche schief gehen: Es kann Nichtraucher geben, die gegen ihre rauchenden Kollegen in den Kampf ziehen, Raucher, die den Kampf mit der Firmenleitung angehen, aber auch Nichtraucher, die sich mit den Rauchern solidarisch erklären in deren Kampf um ihr »Recht auf Selbstbestimmung«. Das sind alles in allem mögliche Entwicklungen, die dazu führen, dass die Luft nicht nur durch den Rauch, sondern auch durch verschlechterte Arbeitsbeziehungen getrübt wird. Die derzeit gern eingesetzten Einspruchverfahren können sogar noch verstärkend in Bezug auf das Chaos wirken.
Die Ursache der gerade genannten Misere liegt in der fehlenden Trennung zweier Aspekte begründet: dem Streben nach rauchfreien Arbeitsplätzen einerseits und dem Wunsch, die Arbeitnehmer mögen mit dem Rauchen aufhören, andererseits. In dem Moment, in dem ein Raucher das Gefühl bekommt, dass er unter Druck gesetzt wird, mit dem Rauchen aufzuhören, werden alle Suchtverteidigungsmechanismen aktiviert und der Widerstand bekommt den Charakter eines Kampfes gegen die Einschränkung eines Grundrechts. Deshalb ist es ausgesprochen wichtig, dass der Raucher und seine Rauchsucht unbehelligt bleiben. Man sollte den Rauchern in keiner Weise moralisierend begegnen. Es muss deutlich gemacht werden, dass ihnen niemand das Recht zu rauchen abspricht. Dass lediglich beschlossen wurde, das Gebäude rauchfrei zu halten (eventuell mit Ausnahme einiger Raucherzonen). Rauchern, die das problematisch finden und die dann lieber ganz auf das Rauchen verzichten wollen, könnte der Arbeitgeber Hilfestellung anbieten in Form einer (teilweisen) Kostenerstattung für eine Entwöhnungsmethode. Das ist aber ein Ent-

gegenkommen des Arbeitgebers für den Fall, dass beim Arbeitnehmer Bedarf besteht, und keine Verpflichtung, die der Arbeitnehmer auf sich nehmen muss, möchte er nicht der Geringschätzung von Seiten seiner nichtrauchenden Kollegen ausgesetzt sein.
Durch die Kombination von Aufklärung und am Nichtraucher orientierte Firmenpolitik, deren Grenzen ganz klar gezogen sind, wird vermieden, dass Raucher in die Opferhaltung geraten und diese Firmenpolitik als eine Form von Unterdrückung sehen. Viele Raucher werden durch eine transparente und nicht-moralisierende Vorgehensweise sogar angeregt, ihre Sucht zu beenden. Dadurch werden Firmen oder Institutionen letztendlich wirklich »rauchfrei«, und dies nicht so sehr, weil das Rauchen verboten ist, sondern weil niemand mehr rauchen will.

## Informationen über die *Aufatmen!*-Seminare

Seit Januar 1997 halte ich regelmäßig Seminare für Menschen, die mit dem Rauchen aufhören möchten. Das Seminar dauert einen Tag, findet in der Regel in Amsterdam statt und wird ab Erscheinen dieses Buches auch in Deutschland angeboten werden. Auf Wunsch und bei ausreichender Teilnehmerzahl kann es auch an anderen Orten und auch in Firmen oder anderen Institutionen abgehalten werden.
Dieses Buch basiert auf Erfahrungen aus diesen Seminaren und auch der Untertitel entstammt der Seminararbeit: »In nur einem Tag endgültig zum Nichtraucher«. Ein Großteil der reinen Information des Buches wird in meinem Seminar vermittelt. Was aber ein Buch nicht kann, ist in einem Seminar möglich: Dort kann eine individuelle Herangehensweise angeboten werden. Eine Sucht ist wie die

andere, doch erlebt jeder Mensch seine Sucht anders. Jeder hat seine eigenen, spezifischen Ängste und seine eigene Art, diese Ängste zu umgehen. Das Seminar ist deshalb auch viel konfrontierender als das Buch. Gleichzeitig regt es enorm an zu sehen, dass andere sich mit denselben Problemen herumschlagen. So wird während der Seminare auch immer viel gelacht. Lachen hat letztendlich etwas Befreiendes und genau das möchten die Teilnehmer erreichen: Befreiung aus der beklemmenden Rauchsucht.

Am Ende eines Seminartages hören 99 Prozent der Teilnehmer mit dem Rauchen auf. Davon sind mehr als 70 Prozent auch nach zwei Monaten noch vollkommen rauchfrei. Und damit meine ich nicht, dass sie es immer noch schaffen, nicht zu rauchen. Damit meine ich vielmehr, dass sie ab dem ersten Tag nicht mehr den Drang verspürt haben, sich eine Zigarette anzuzünden. Diejenigen, die nach dem Seminar in ihre Rauchsucht zurückfallen, können sich an *Aufatmen!* wenden. Eine Hilfeleistung kann dann telefonisch erfolgen oder aus einem persönlichen Behandlungsgespräch bestehen. Danach wird es vielen von ihnen schließlich doch noch gelingen, die Sucht hinter sich zu lassen.

Wenn Sie nähere Informationen zu den *Aufatmen!*-Seminaren wünschen, wenden Sie sich bitte an folgende Adressen (auch Reaktionen auf die Lektüre des Buches sind herzlich willkommen):

*Aufatmen!*
Postfach 2260
NL – 1000 CG Amsterdam

E-Mail: j.geurtz@wxs.nl
Website: www.aufatmen.com

# Der Autor

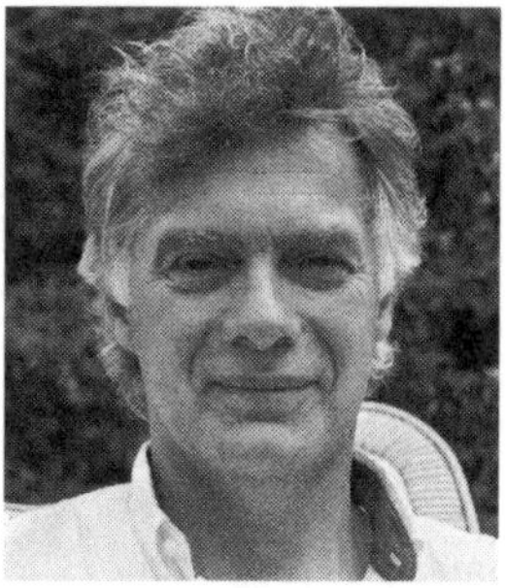

Jan Geurtz, Jahrgang 1950, studierte niederländische Literatur, Pädagogik und Wissenschaftsphilosophie. Danach arbeitete er als Lehrer und IT-Berater. Seit 1995 praktiziert der Vater von vier Kindern erfolgreich als Suchttherapeut. 1997 veröffentlichte er sein erstes Buch zum Thema Sucht.
Jan Geurtz hat 25 Jahre geraucht und ist seit 7 Jahren Nichtraucher. Er hat sich intensiv mit herkömmlichen und bekannten Nichtraucher-Trainings auseinander gesetzt und entwickelte sie zusammen mit seinen eigenen Erfahrungen weiter.
Herausgekommen ist eine neue, einzigartige Methode, mit der er in den Niederlanden bereits überwältigende Erfolge erzielt hat. Sie bringt alles, was sich jeder Raucher sehnlichst wünscht: ein sofortiges Ende des Kampfes mit sich selbst und den Beginn eines neuen Lebens, in dem Rauchen kein Rolle mehr spielt.

# PRAKTISCHE HILFE KOMPAKT

**Das RückenHeilbuch**
ISBN 3-485-00857-5
56 Seiten
mit farbigen Abb.

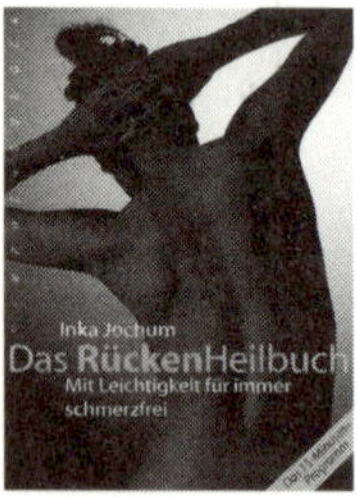


**Nie mehr müde**
ISBN 3-485-00896-6
64 Seiten
mit farbigen Abb.

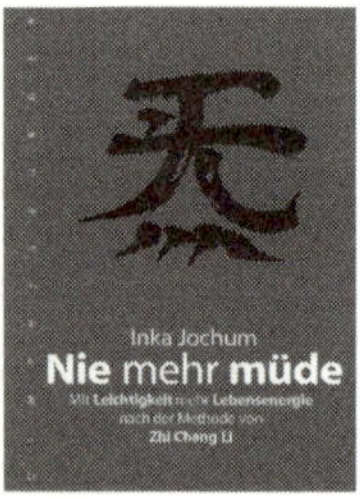


**Die Zeit kann man anhalten**
ISBN 3-485-00880-X
112 Seiten
mit farbigen Abb.

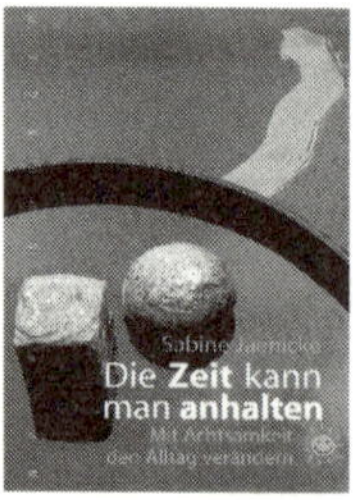


**Das AugenHeilbuch**
ISBN 3-485-00925-3
64 Seiten
mit farbigen Abb.

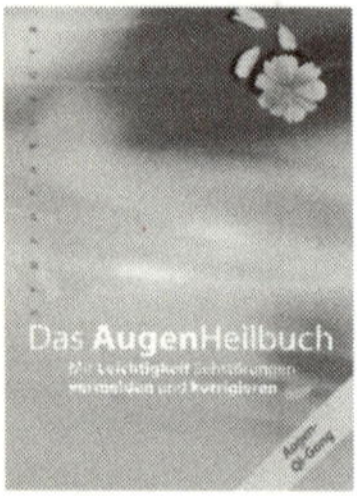


**Das Verjüngungsbuch**
ISBN 3-485-00895-8
64 Seiten
mit farbigen Abb.

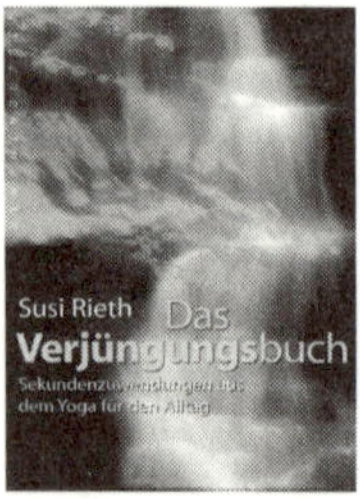


**Gute Reise**
ISBN 3-485-00910-5
80 Seiten
mit farbigen Abb.

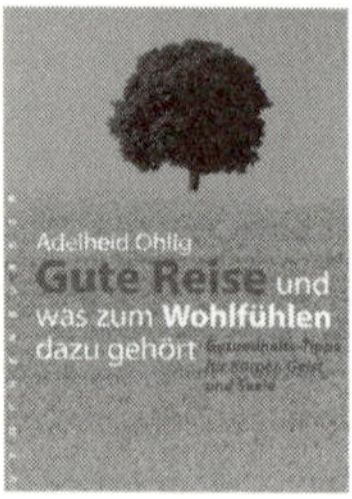


**nymphenburger**

*Besuchen Sie uns im Internet unter www.herbig.net*